ご注意

“立体 遠近トレーニング”をお楽しみいただく前に。

1. 写真のページを開いたら、まず手のひらで中心を押して、軽くクセ付けをしてください。

2. 本書は柔軟性のある“PUR製本”なので、一度クセ付けをすると本の開きがよくなります。

3. 全ページをクセ付けしておくと、トレーニングを楽におこなえるようになります。

※写真のページは「平ら」な状態で見ないと、立体に見えない場合があります。

※印刷面が削れることがあるので、ローラー・めん棒など道具の類は使わないでください。

※“PUR製本”は通常の製本と比べて強度がありますが、あまり強くクセ付けをすると、写真の中心に白い接着部分が出てくる場合があります。

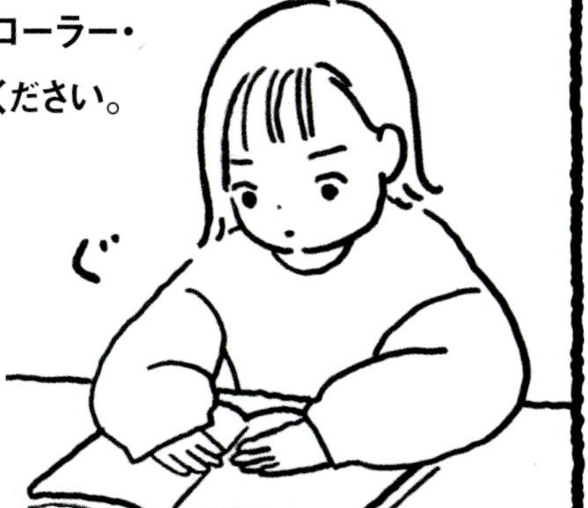

3D写真技術を応用

見える力がよみがえる

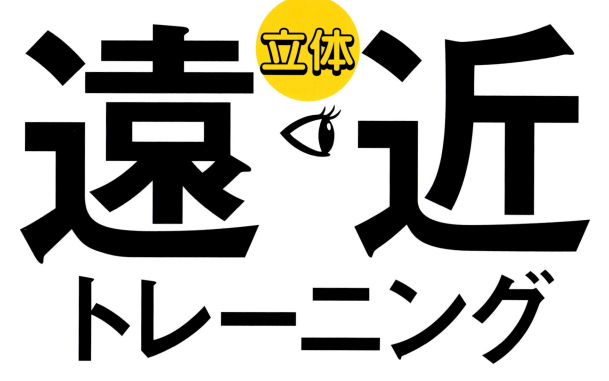

立体遠近トレーニング

医学博士
森岡清史
Kiyoshi Morioka

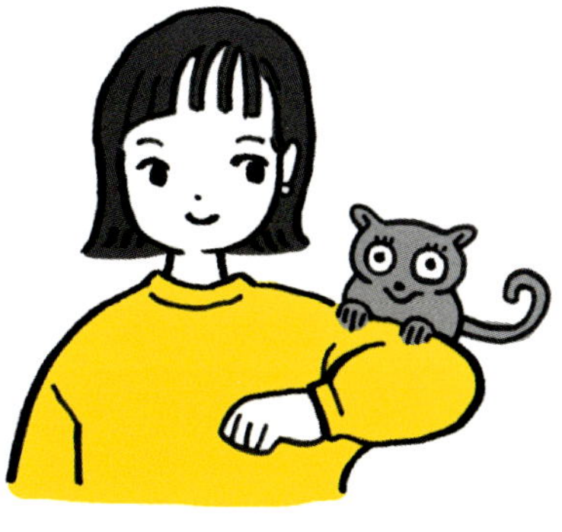

sanctuary books

目が疲れている。
目の奥がなんとなくつらい。
見えていたはずのものが、
ぼやけて見えにくくなった。

それはピント調節をしている
「目の筋肉（毛様体筋）」が、
カチカチになっている証拠。

肩や股関節だけじゃありません。
筋肉というものは、ずっと同じ姿勢を続けていたら、
かたくなっていくもの。

私たちは毎日、近くのものをよく見ています。
「目の筋肉」だって、ずっと同じ姿勢を続けていたら、
かたくなっていくのです。

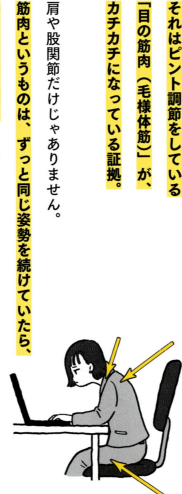

じっとしていると、
筋肉が緊張してかたくなる

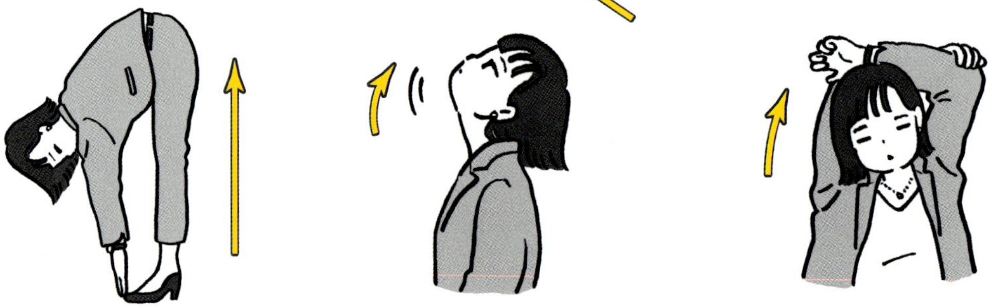

ストレッチをすると、
筋肉が伸びて柔らかくなる

かたくなった筋肉は、どうするか。
それは、誰でも知っています。
ゆっくりと伸ばして、柔らかくして、
可動域を広げてあげればいい。
そうすれば血のめぐりがよくなって、
楽になって、動きやすくなる。

肩や股関節ならわかる。
でも「目の筋肉」はどうすれば
伸ばすことができるのでしょうか?

やり方はいたってカンタン。
それは、
遠くにあるものと
近くにあるものに
かわりばんこにピントを合わせることです。

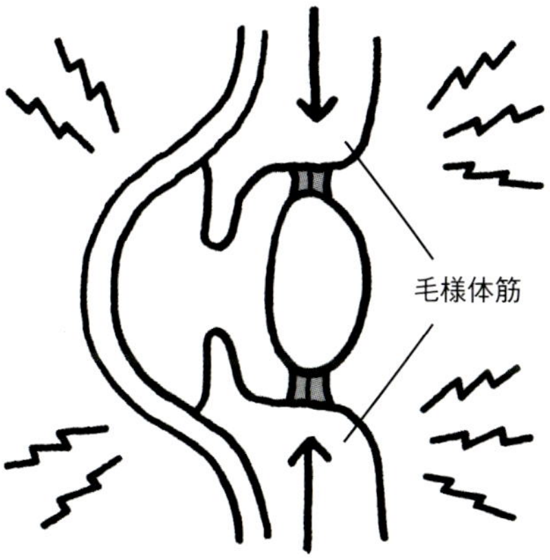

近くを見ていると、
毛様体筋が緊張してかたくなる

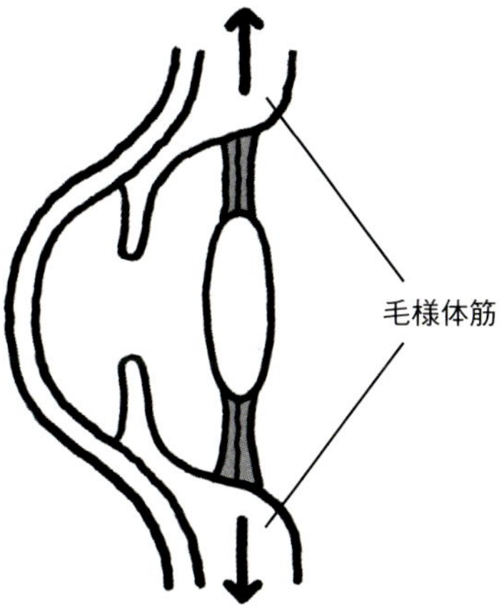

遠くを見ると、
毛様体筋が伸びて柔らかくなる

でも私たちの身の回りには、
なかなか、
目の筋肉をゆっくり、
たっぷり伸ばせるほどの
「遠く」が見つからないものです。

私は年間に1万人以上の
視力低下や眼精疲労で悩む
患者さんたちと出会います。
その数は年々増える一方です。

そんな患者さんたちが、
少しでも、自分自身の力で
目のピント調節機能を回復するために、
リビングや、寝室や、
職場のデスクのすぐそばに、
いつでも「遠く」を置いておくことはできないか？

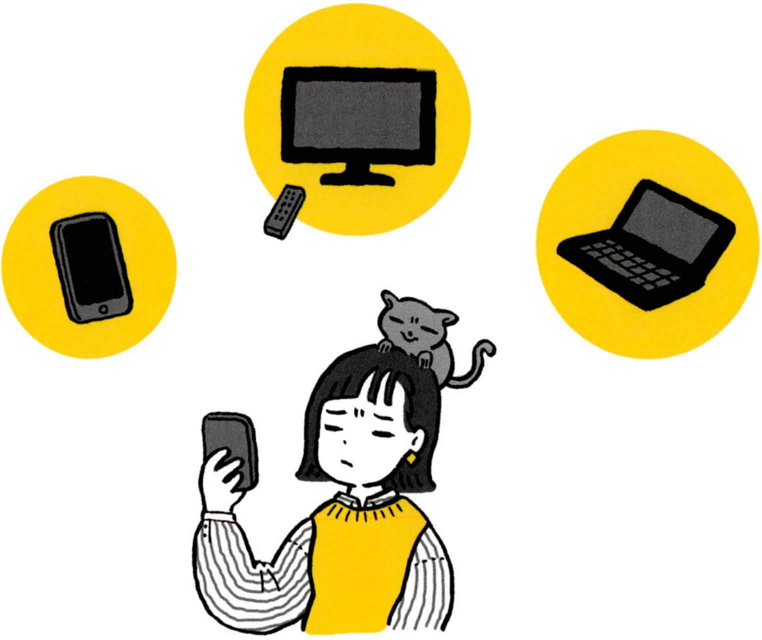

そして
家族の団らん中や、お風呂上がりや、仕事の合間などに、
気軽に「遠く」を見るようにすることはできないか？

眼精疲労の専門医として、
あらゆる試行錯誤をした末、
この本でこれからお見せする
高精細アナグリフ写真に行き着くことができました。

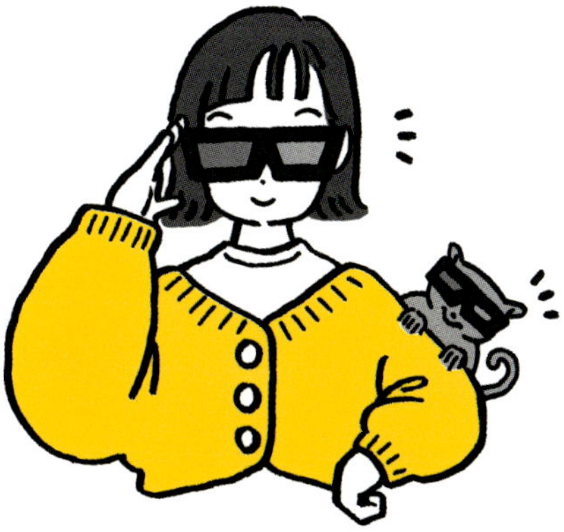

みなさんの中には、子供のころに遊んだ、
「飛び出す写真」を記憶している方もいるかもしれません。
この「高精細アナグリフ写真」も
基本的な原理は「飛び出す写真」と同じです。

ところが、
この立体写真の専門家が撮影した
「高精細アナグリフ写真」は、
ただ眺めて楽しいだけじゃありません。
高度な技術によって実際の見え方を再現したものであり、
正確に色（シアンと赤）を調整した
専用シートを通して見ることによって、
脳が「本当に遠くを見ている」と認識し、
目の筋肉をしっかりと伸ばすことができるのです。

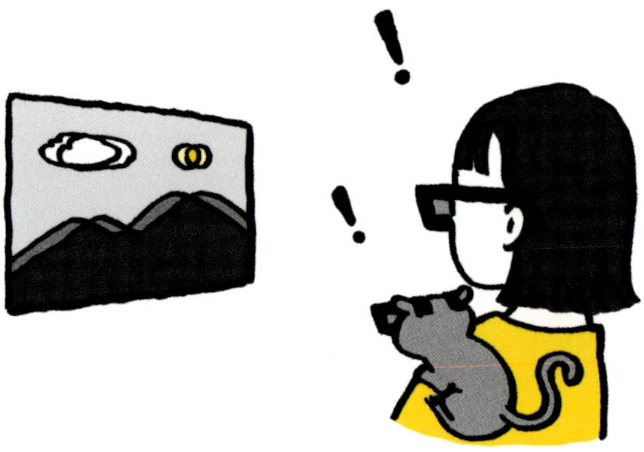

どこまでも続く草原、雲ひとつない空、
遠くにそびえる山、
上空から３６０度見渡せる高層ビル群……。
そんな気持ちのいい風景を
ぼーっとくつろぎながら眺めているとき、
目は本来の状態に戻ろうとしてくれます。

ピント調節力というものは、
年齢とともに減少するものですが、
目の使い方によっては、
いつまでも健康的に保つことができます。

「立体遠近トレーニング」を習慣にして、
ついがんばりすぎてしまう目をいたわり、
いつまでも、くっきりと心地よい毎日を送ってください。

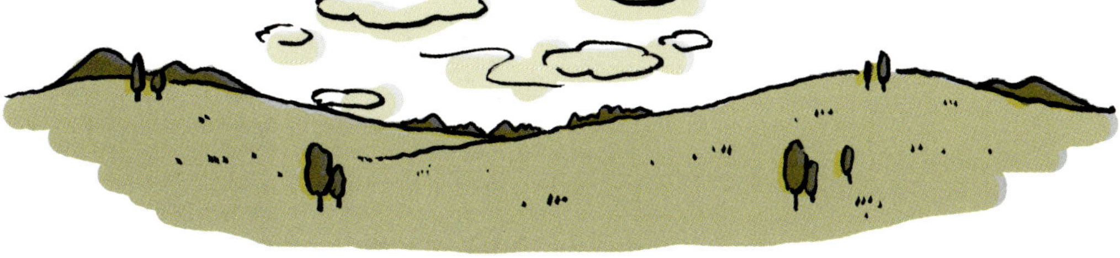

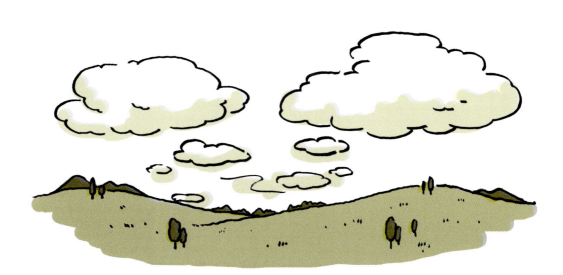

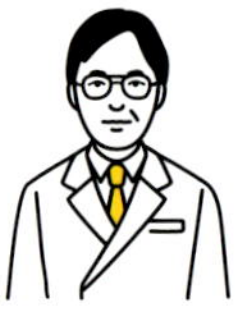

こんな人におすすめ

視力低下が気になりはじめたお子様に

眼科医の間ではよく「子供の目はメガネをかけるまでが勝負」と言われています。
いったんメガネ（あるいはコンタクトレンズ）を使いはじめてしまうと、ピント調節をしようとする力が失われてしまうからです。
〝立体遠近トレーニング〟をして、慢性化した目の緊張を取り除きましょう。

毎日忙しい社会人や主婦に

目の筋肉が緊張していると、自律神経がONのままになり、頭痛や肩こり、睡眠障害の原因になります。
特に「眠りが浅くて、朝がつらい」という方は就寝前の〝立体遠近トレーニング〟をおすすめします。

小さい文字が見づらい40過ぎの方に

遠いところから、急に近くに焦点を合わせようとしたとき。
あるいは手元から、急に遠くに焦点を合わせようとしたとき。
なかなかピントが合わないのは、
目の筋肉（毛様体筋）がかたくなっている証拠です。

首や背中などの他の筋肉と同じように、
〝目〟もしっかり伸ばして、動かして、
「衰え」を最小限に食い止めましょう。

机に長時間向かう受験生に

目の後ろには脳があるので、頭痛の原因になるだけでなく、
勉強に欠かせない「思考力」や「記憶力」にも悪影響を与える可能性があります。

定期的に参考書や電子機器から目を離し、
〝立体遠近トレーニング〟で目を休ませてください。

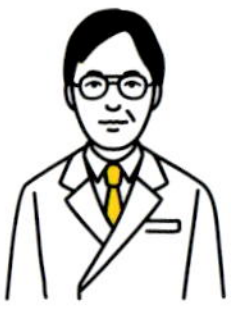

老眼年齢診断

本書をテーブルに置いて、目から30センチほど離して、次の文字を読んでみてください。読みづらいと感じたところが、あなたの老眼年齢です（一般的に10歳は11センチ先、20歳は15センチ先、30歳は21センチ先の文字が読めます）。

※あくまでも目安です。詳しくは眼科医に調べてもらいましょう。目の悪い方は、裸眼では診断できません。

加入度数	老眼年齢
+1.00	40～48 歳
+1.50	45～53 歳
+2.00	50～58 歳
+2.50	55～63 歳
+3.00	60 歳以上
+3.50	65 歳以上
+4.00	70 歳以上

日常生活の、情報の９割は、目から取り入れているそうだ。

日常生活の、情報の９割は、目から取り入れているそうだ。

日常生活の、情報の９割は、目から取り入れているそうだ。

日常生活の、情報の９割は、目から取り入れているそうだ。

日常生活の、情報の９割は、目から取り入れているそうだ。

日常生活の、情報の９割は、目から取り入れているそうだ。

日常生活の、情報の９割は、目から取り入れているそうだ。

高精細アナグリフ写真とは？

株式会社ステレオアイ　関谷隆司

人間の目は左右に2つ、その間隔は約65ミリ。
そのため、左右の目で見える景色にはわずかなズレが生じます。
この左右の〝ズレ〟を、脳が瞬時に処理することによって、
人間は目の前の世界を〝立体的〟に見ることができます。
この原理を利用したのが「高精細アナグリフ写真」です。

高精細アナグリフ写真の撮影では、人間の目と同じように、
左右にすこしズレた場所から、
左目用と右目用、2枚の写真を撮ります。

・2台のカメラの間隔を、
　特殊な計算式によって算出された距離の分だけ離す。
・2台のカメラを、被写体に対してなるべく平行に向ける。
・2台のカメラのシャッターを同じタイミングで切る。

このようにして特殊撮影された写真をさらに加工します。
左目用写真は、
光の三原色のうちの「赤」の成分を、
右目用写真は、
「青」と「緑」の成分を用いて合成しています。

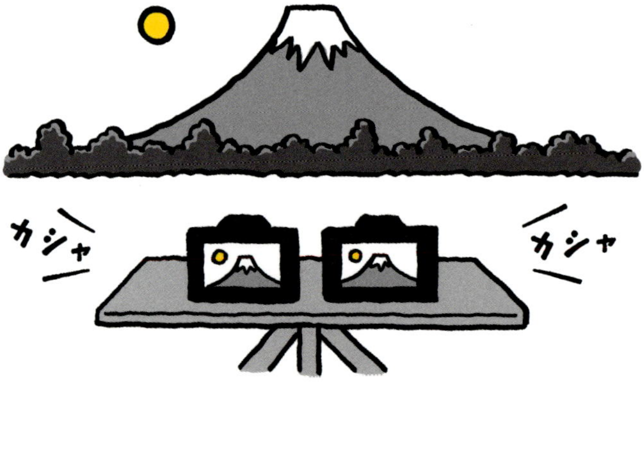

左目用の写真と
右目用の写真を
同時に撮影する

そして見るときには、
専用のシート（シアンと赤）を通すことで、
再び左目には左目用の写真、
右目には右目用の写真が分離して届き、
脳内で再び「立体」として再現されるのです。

ちなみに、人間の目と目の間隔はそれほど大きくないので、
現実の「遠くの風景」は、
実はあまり立体的に見ることができません。
しかしながら、
撮影時に左右のカメラ間隔を
「人間の目と目の間隔より大きく」することによって、
遠くの景色を、現実よりも立体的に見せることができます。

この本に掲載された高精細アナグリフ写真の中には、
カメラの間隔を10メートル以上離して撮影した写真もあります。
その写真から見える光景は、巨人にしか見えない世界です。
こんなふうに立体感をコントロールできるのも、
高精細アナグリフ写真の大きな魅力のひとつでしょう。

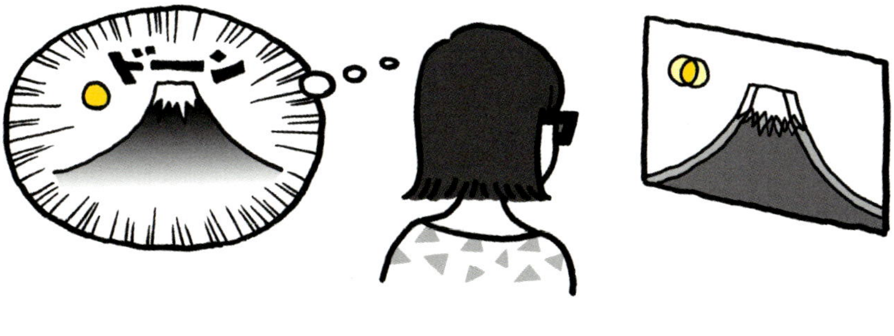

左目用の写真と右目用の写真を
同時に見ることにより、
脳内で再び「立体」として認識される

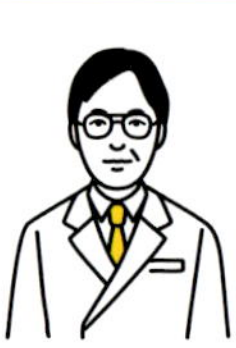

この本の使い方

1

明るい場所に移動します。

うす暗い場所で見ると、
なかなか写真の立体感が得られない場合があります。
天気がよい日ならば自然光、
それ以外の場合、照明の**光が十分にさす場所に移動します。**

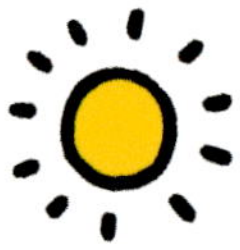

2

目から30センチほど離します。

本に対して、なるべく**平行に向き合い、両目で見るのが基本。**
開きやすい仕様なので、テーブルに置いても、
手に持って眺めてもOKです。
誰かに本を持って見せてもらうのもおすすめ。
1メートルくらいまでは、離れて見れば見るほど、
立体感を得やすくなります。

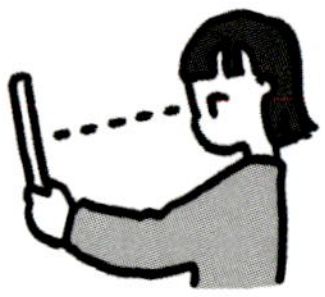

3

専用の赤青シートを通して、写真を眺めます。

赤と青（シアン）の「左右」を間違えないように。
右目を青（シアン）、左目を赤に合わせます。
視力矯正のメガネをかけている人は、
メガネの上に赤青シートをあてます。
なるべく目やメガネとの間に、すき間ができないように注意。

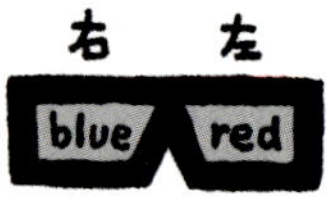

4

見えるまで、じっと待ちます。

はじめのうちは、ぼやけて見える人もいるかもしれません。
しかし（なんとなく立体かも……）と感じるときは、ちゃんと見えてない可能性があります。この「高精細アナグリフ写真」は見えるときは〝ハッキリ〟立体に見えます。
立体に見えづらいときは、少し本との距離を変えてみたり、「写真の中の一番奥」に焦点を当てたりして、数十秒間眺めてみてください。だんだん、ピントが合ってくるはずです。

5

見終わったら、数秒間、じっとします。

専用の赤青シートをはずした直後は、
視界が赤と青にチカチカ見えることがあります。
これは「補色残像」と言って、
見ていた色の捕色が残像として見えるからだと考えられます。
ですので、**立体遠近トレーニングをしたあとは、しばらく目を閉じて、そのままじっとしていましょう。**
目に悪い反応ではありませんのでご安心ください。

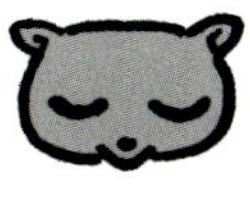

6

「目が楽しめる時間」だけ、おこないます。

「目の状態」は人それぞれ、年齢によっても、
視力によってもちがいます。
また同じ人であっても、
その日、どういう過ごし方をしたかによっても、
やっぱり「目の状態」はちがうでしょう。
ですから**「1日何分眺める」という目安よりも、ご自身の感覚で「楽になった」タイミングをつかんでください。**

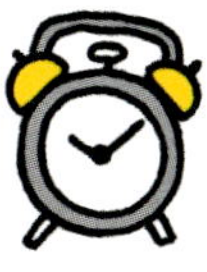

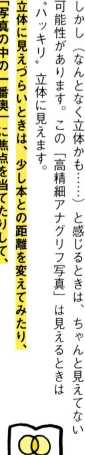

7

毎日、くり返します。

立体遠近トレーニングをした直後は、
「目がよくなったような気がする」かもしれません。
でもそれはおそらく、一時的なものです。
実際に海や山に出かけて、
遠くの景色を見たあとも、視力がある程度回復します。
でもまた元の状態に戻ってしまいます。
大事なことは、**柔軟体操と同じように、毎日継続しておこなうこと**です。

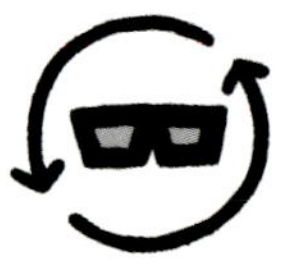

8

できるだけ「ぼんやり」眺めます。

難しいかもしれませんが、**立体遠近トレーニング中は、**
できるだけ「なにも考えない」でください。
いやなことや、気になることを思い出していると
心もからだも緊張状態が続き、
目の筋肉がリラックスしづらくなります。
童心にかえって、**リラックスした「無」の状態で写真を眺めれば、**
目だけではなく全身の健康にもつながります。

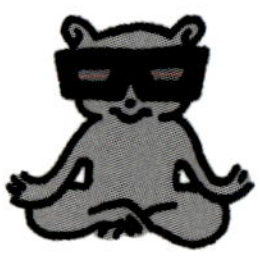

【ご注意】
・専用の赤青シートを通して見てください。赤青シートで、本書以外のものを見ないでください。
・視力矯正のメガネをかけている方は、メガネの上から、赤青シートをあててください。
・万一、気分が悪くなった場合は、ただちに使用を中止してください。
・まれに高精細アナグリフ写真が立体に見えない方がいます。

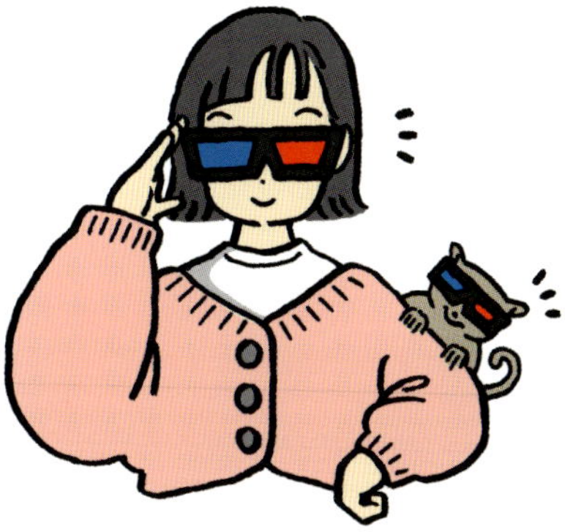

高精細アナグリフ写真

遠近トレーニング

ANAGLYPH 3D PHOTO

PERSPECTIVE TRAINING

HOW TO TRAIN 1
トレーニングのやり方①

01

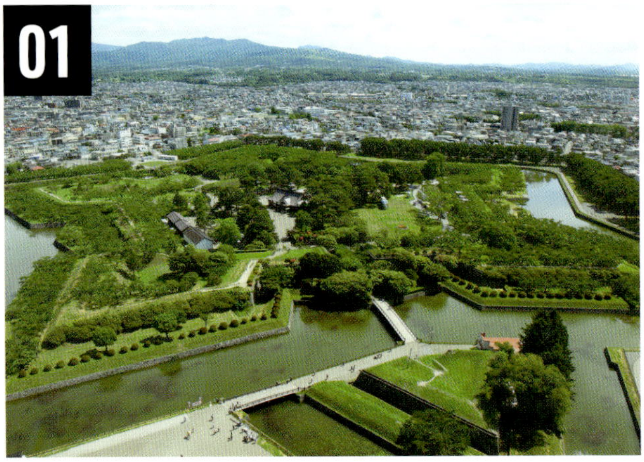

五稜郭（北海道・函館市）

星型の要塞。
堀の内側は約 12 万 5500 平方メートルある。

遠くの景色から、だんだん手前に視点を移す。

美しい星型の五稜郭をじっくり観察したら、視点をじょじょに遠く、山のすそのに広がる町から、山の尾根へ。
交互に見ることで、じわじわと目の筋肉がほぐれてきます。

02

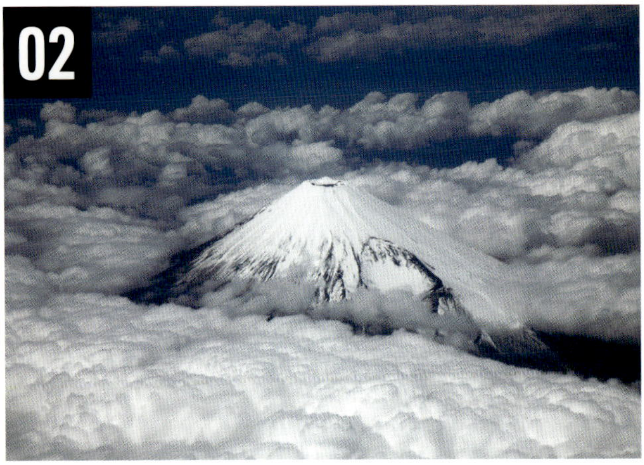

富士山の頂上（静岡県と山梨県）

美しい日本の象徴。
芸術面での影響もはかりしれない。

ゆっくり、大きく、息を吐きかける。

富士山の頂上に吹きかけるつもりで、息を吐き出しましょう。おなかの中が空っぽになるまで、できるだけ時間をかけて。
心が落ち着いて爽やかな気分になり、目の疲労感が減ります。

03

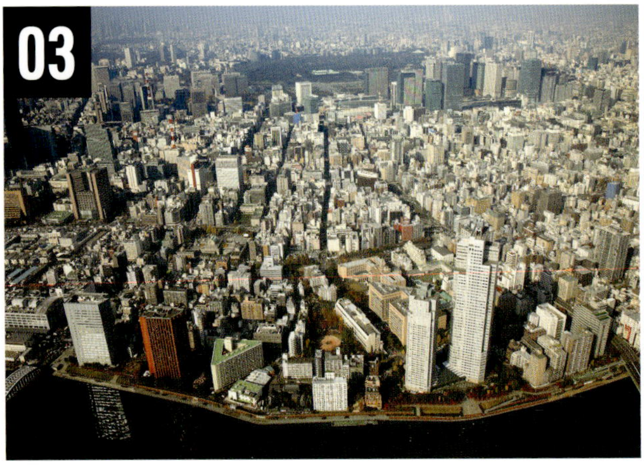

銀座の上空（東京都・中央区）

日本有数の繁華街。全国各地に「○○銀座」と名付けられた場所がある。

ビルからビルへ、目でなぞる。

ビルからビルへ、自由に飛び移れるスーパーマンになったつもりで、大きなビルから、小さなビルへと、視点を自由に動かしていきましょう。
ピントを合わせるトレーニングになります。

04

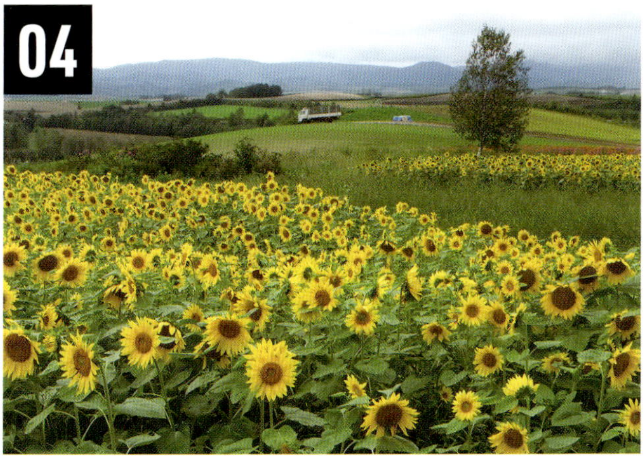

新栄の丘（北海道・美瑛町）

北の大地を黄色く染める
ひまわり畑。

遠くと近くを見比べる。

遠くに見えるトラックと、手前のひまわりを交互に見ます。
くり返し、遠くと近くにピントを合わせることによって、目の筋肉が伸び縮みし、少しずつ楽になっていきます。

05

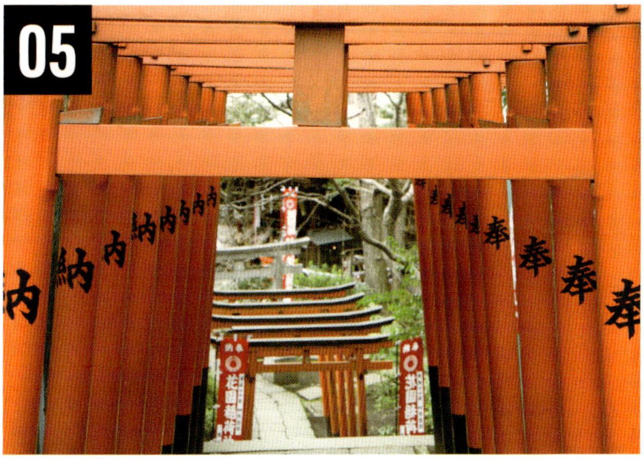

花園稲荷神社（東京都・台東区）

赤い鳥居が続く参道。
縁結びの神様として有名。

鳥居が何基あるか数える。

鳥居は神域と人間が住むところをわける結界。
お参りにきた気分で、鳥居を一基一基数えてみましょう。
指ではなく、目で数えることで、目の筋肉を動かします。

06

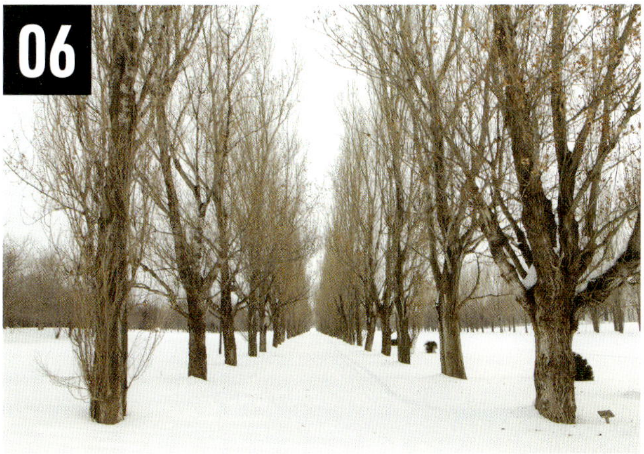

前田森林公園（北海道・札幌市）

10年かけて造られた公園。
シンボルは全長600メートルにおよぶ運河。

ぎゅっとつぶって、ぱっと開ける。

並木道の終点をしばらく見つめます。
目をぎゅっとつぶって、ぱっと開けて、再び並木道の終点を見つめましょう。
目のまわりの緊張がほぐれ、血行がよくなります。

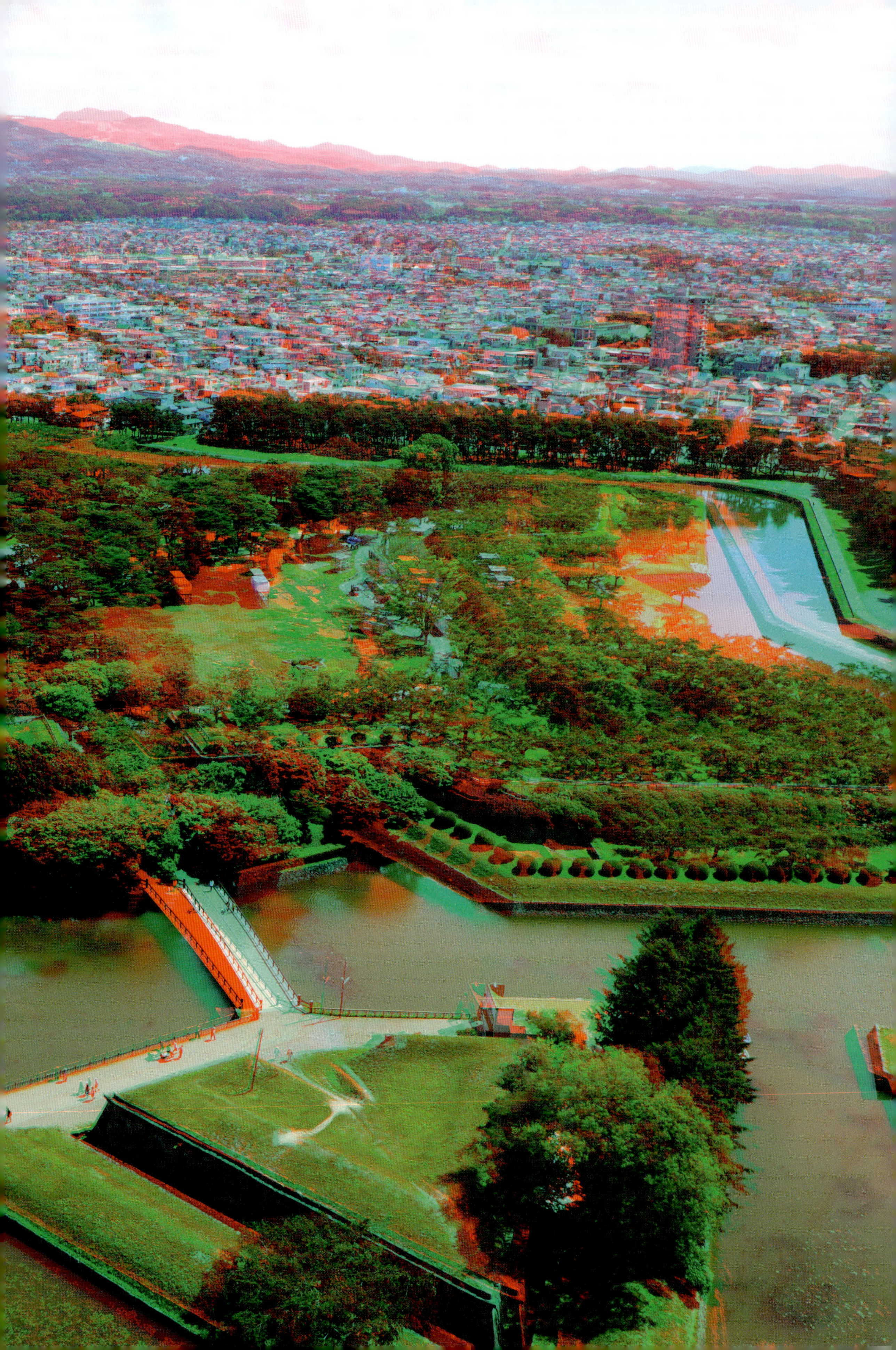

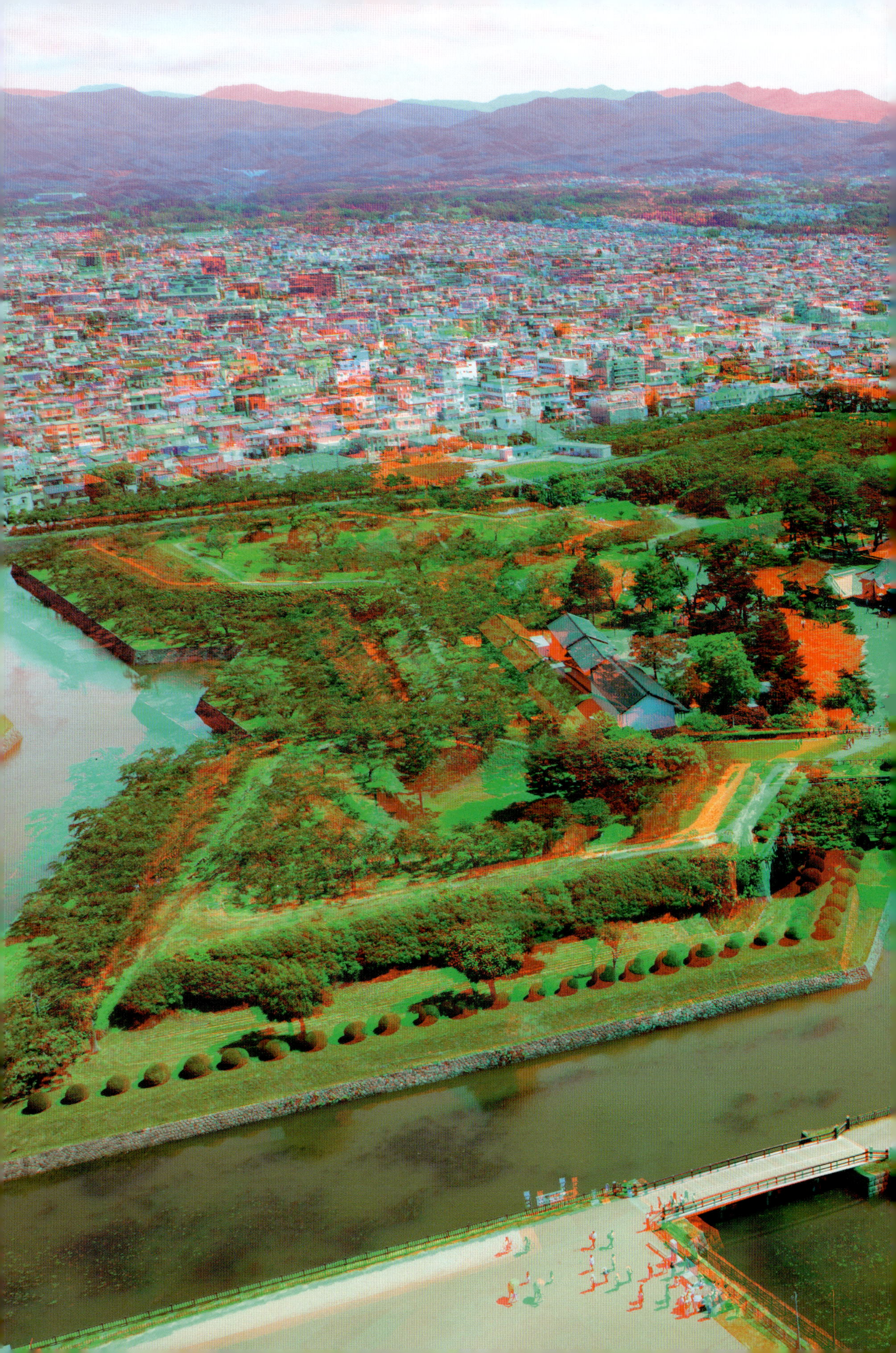

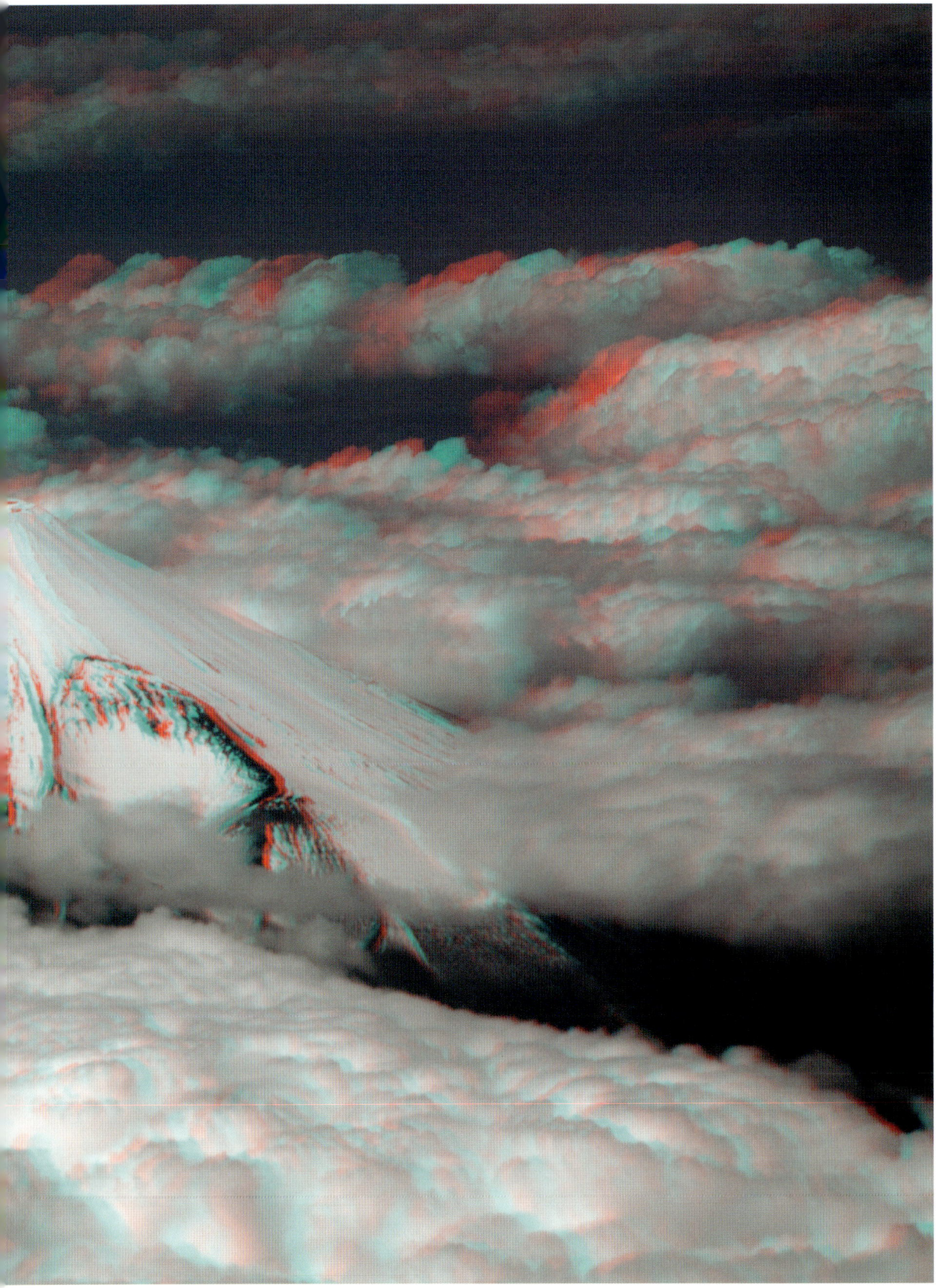

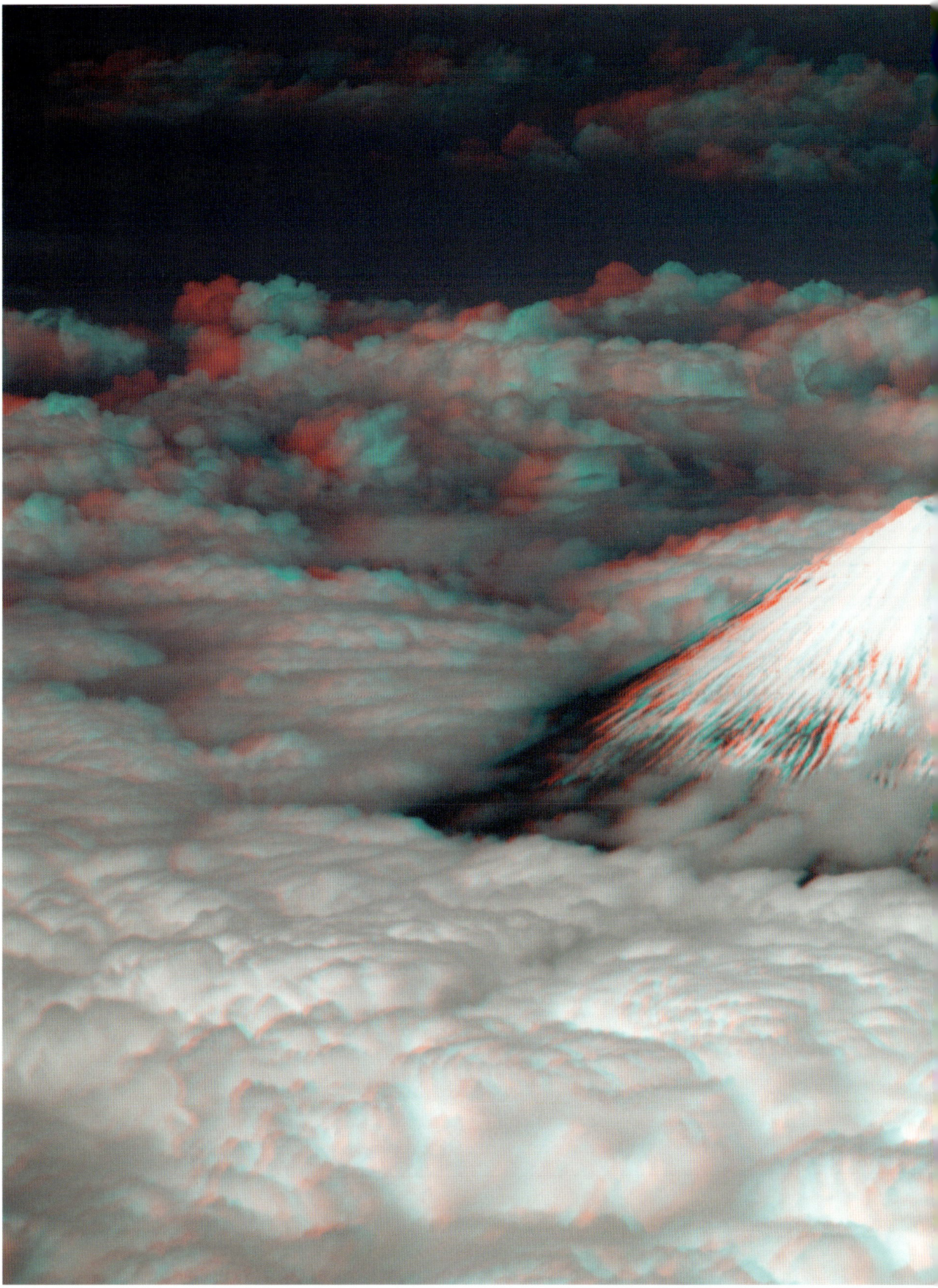

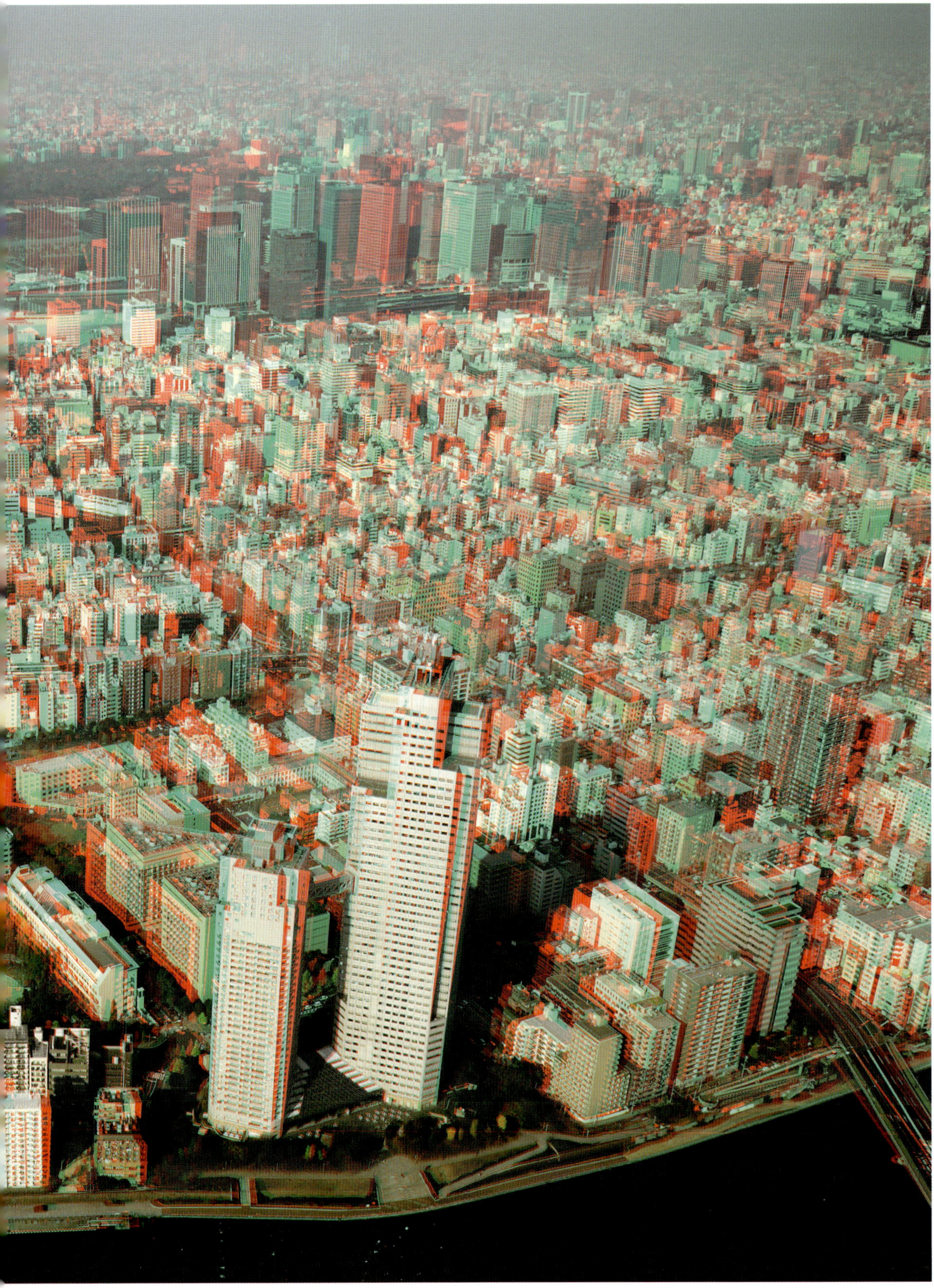

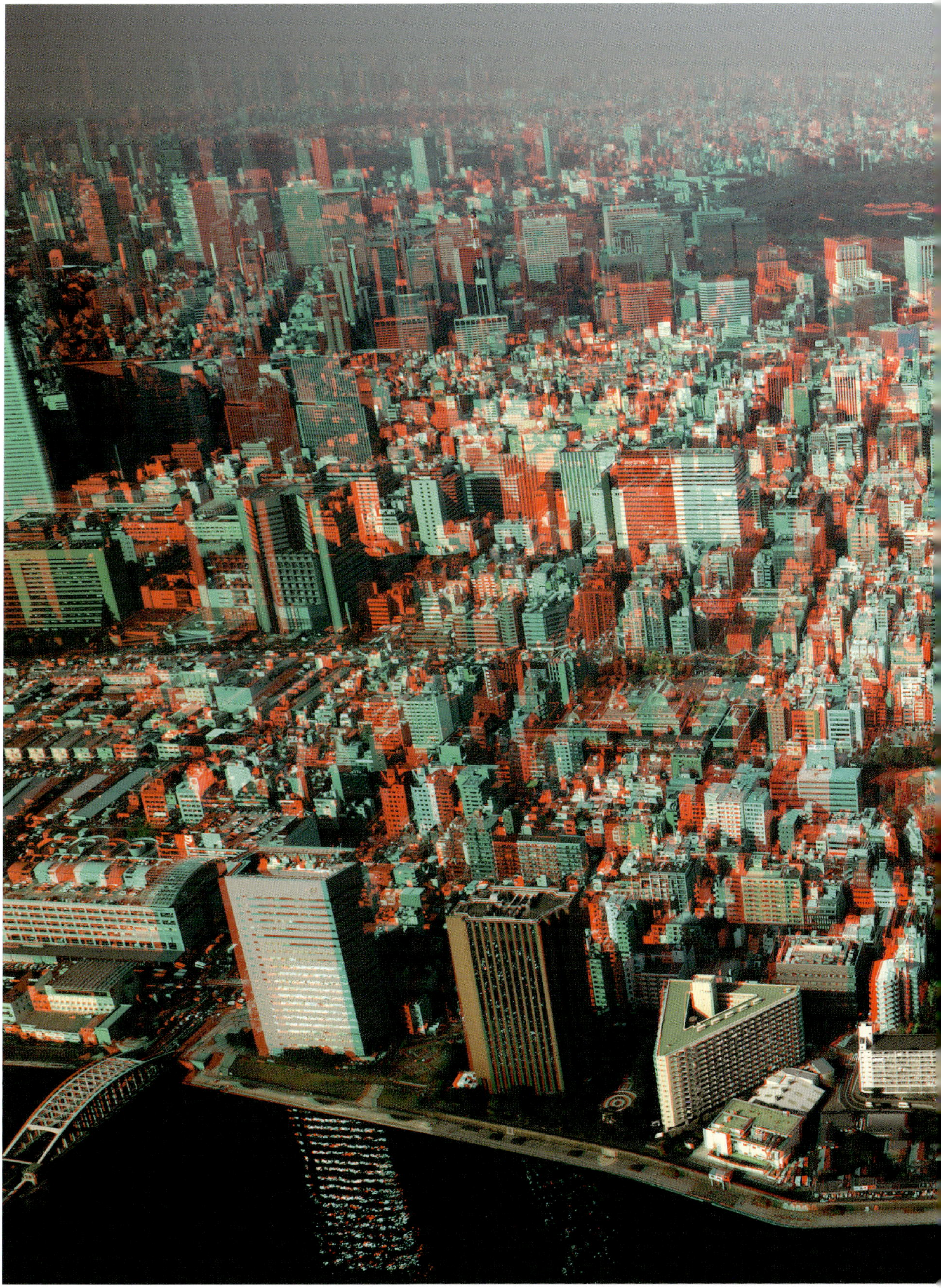

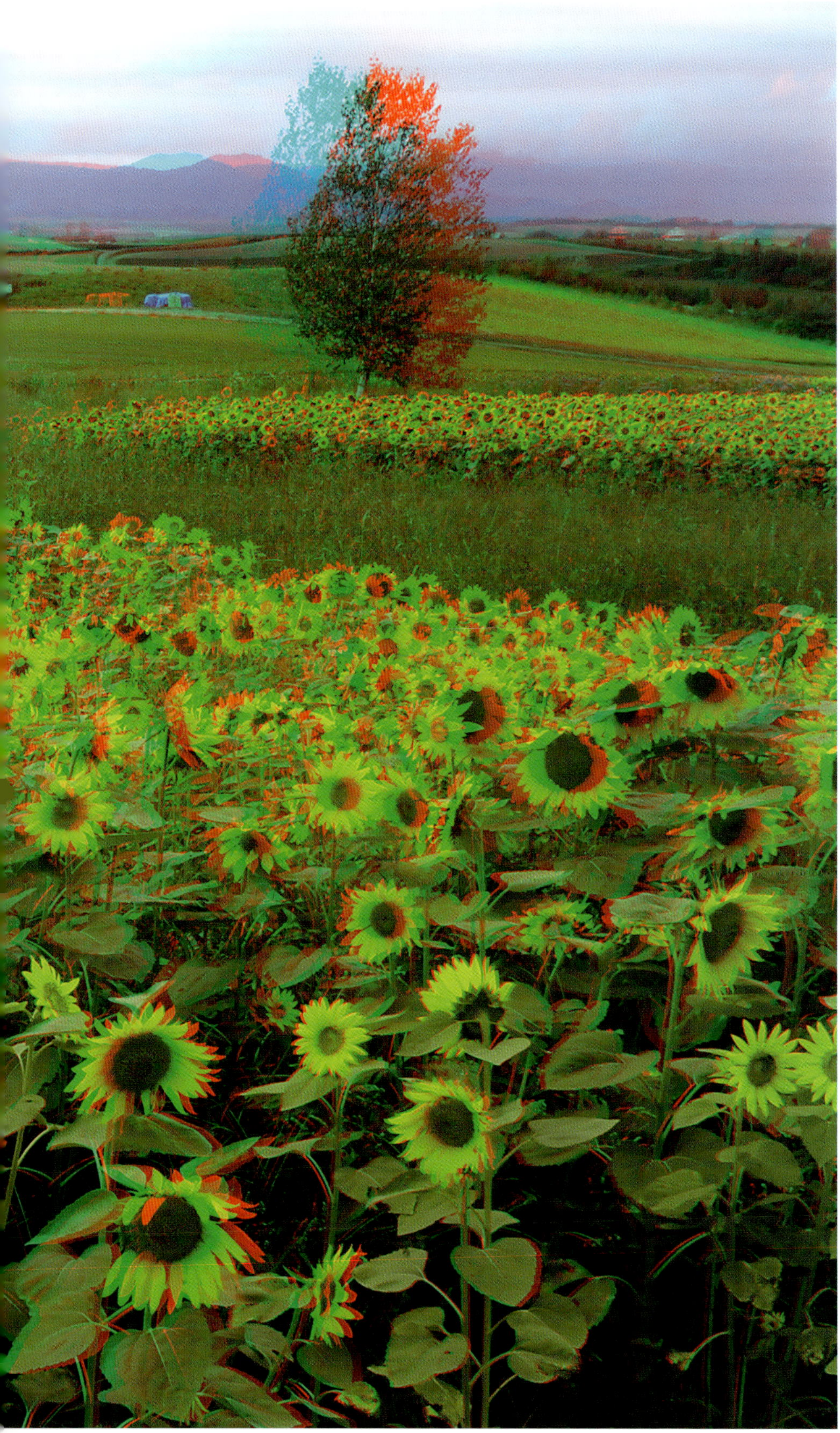

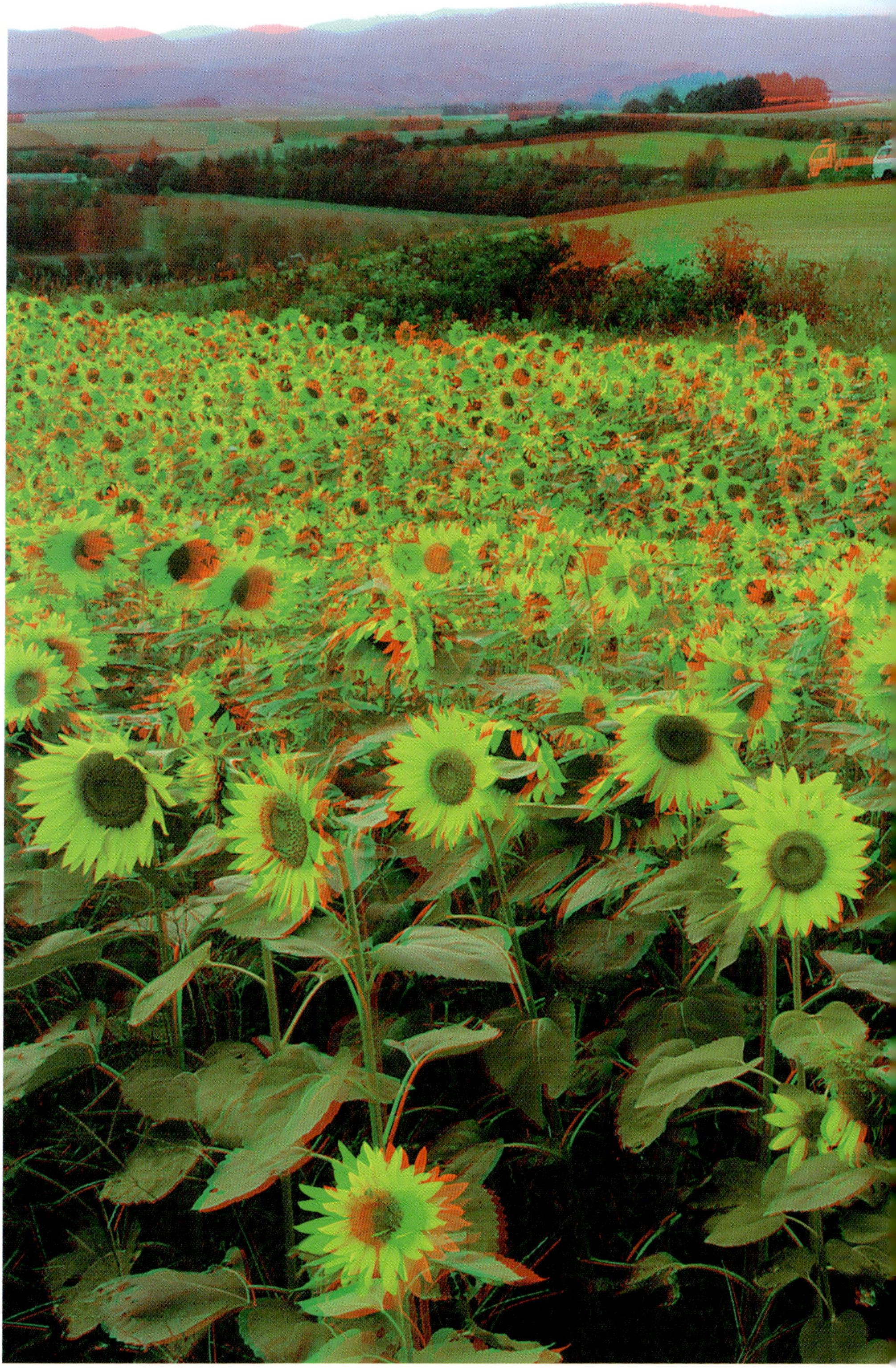

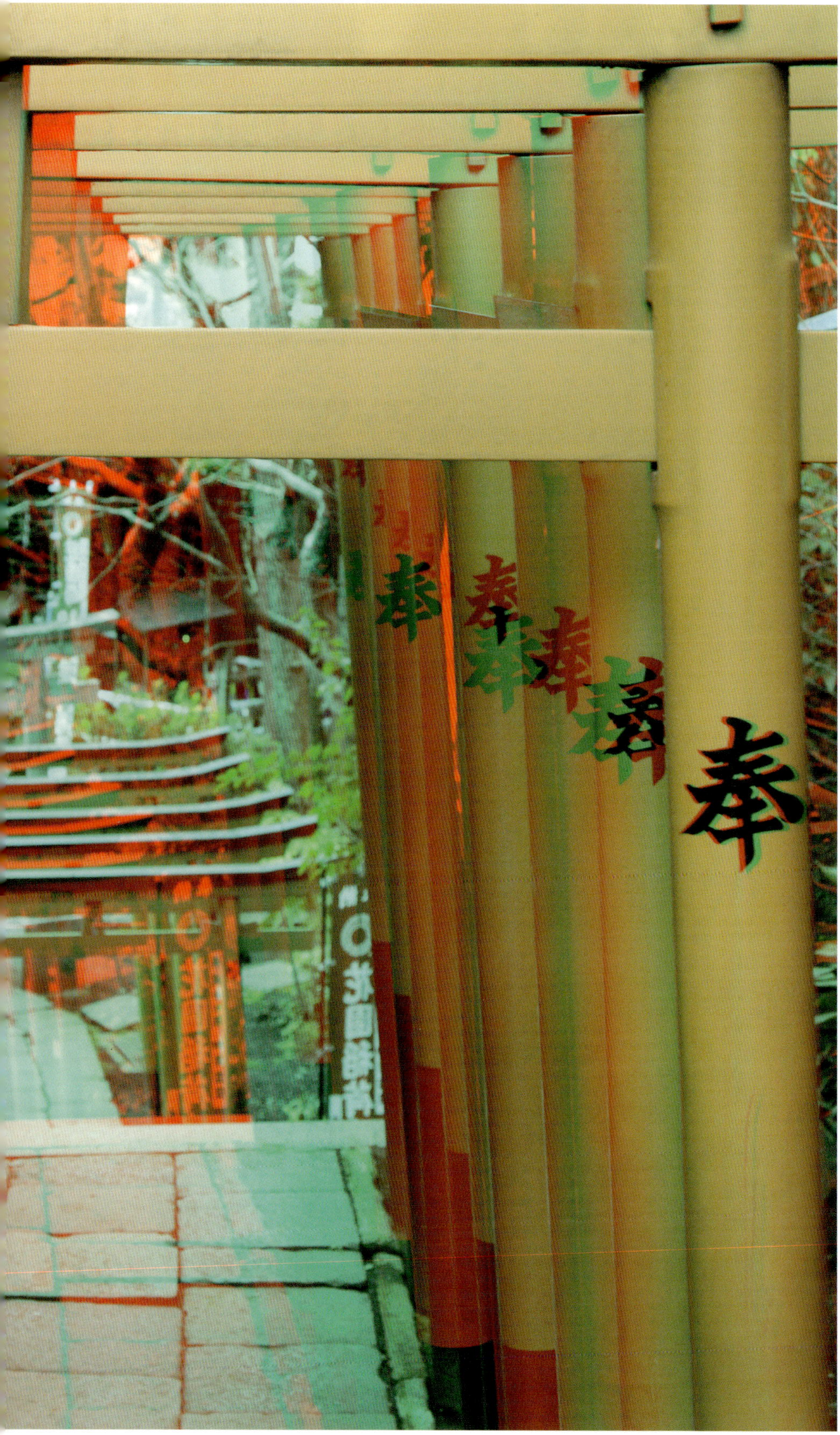
奉

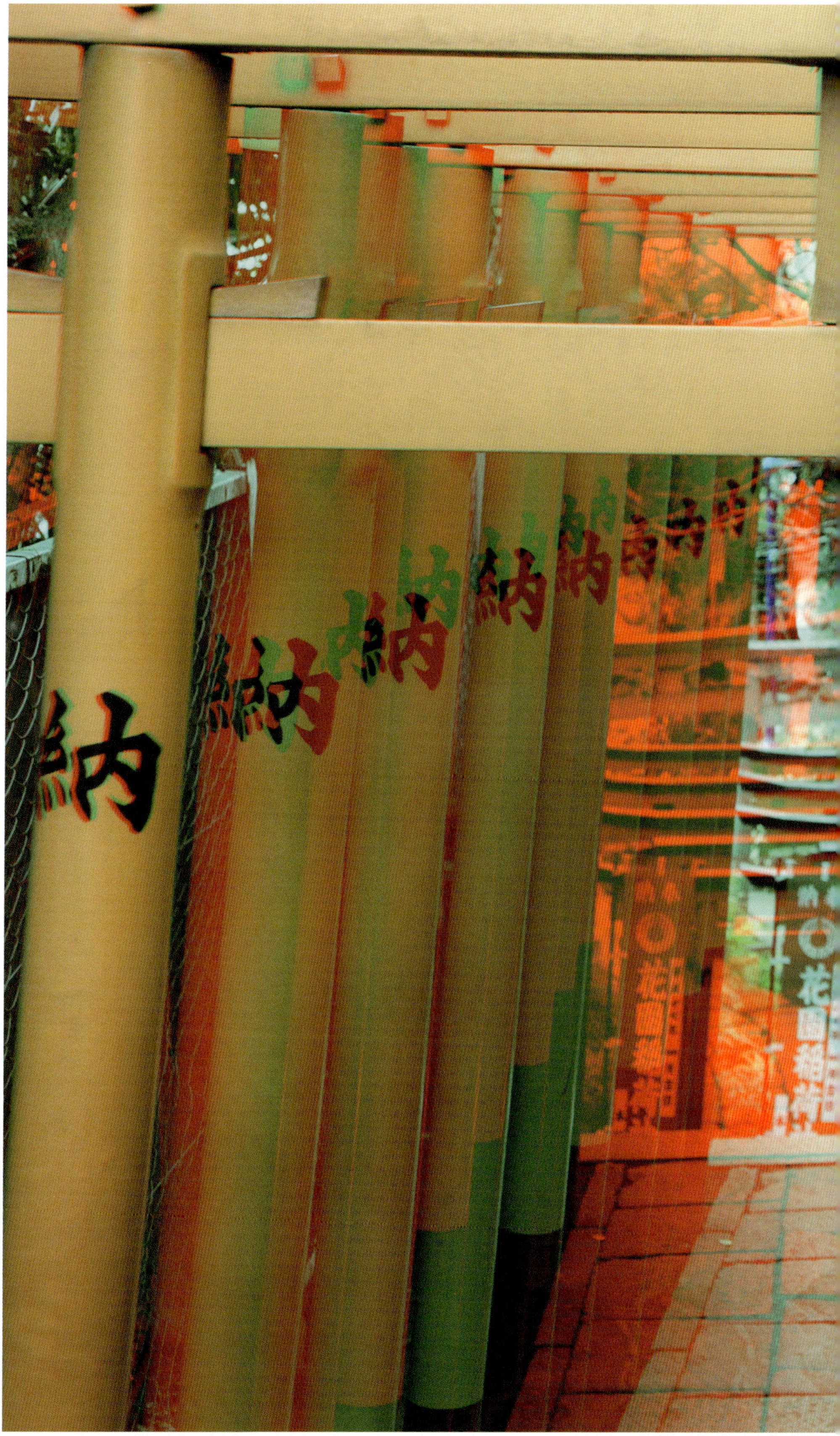
納
納
納
納
納

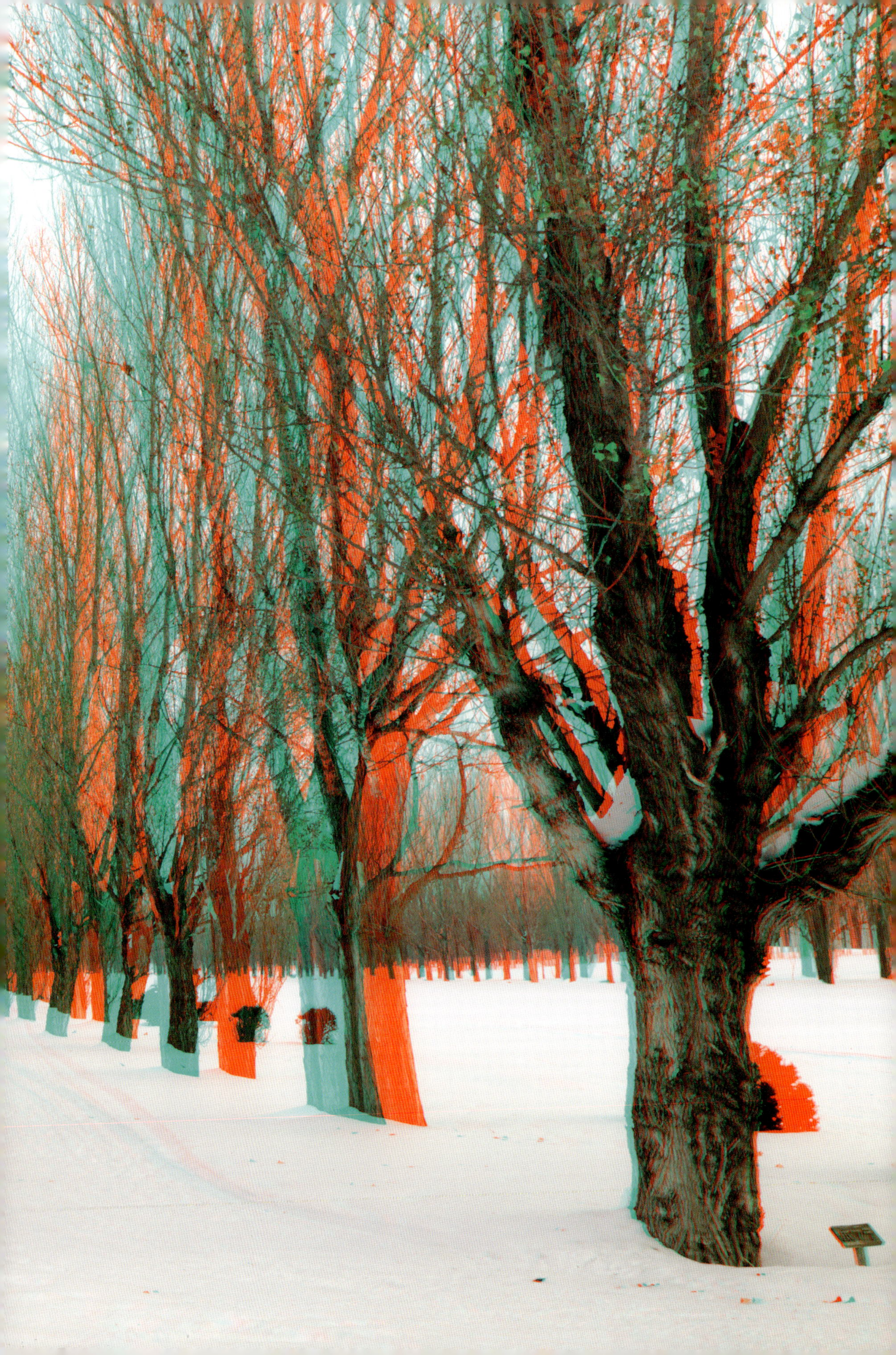

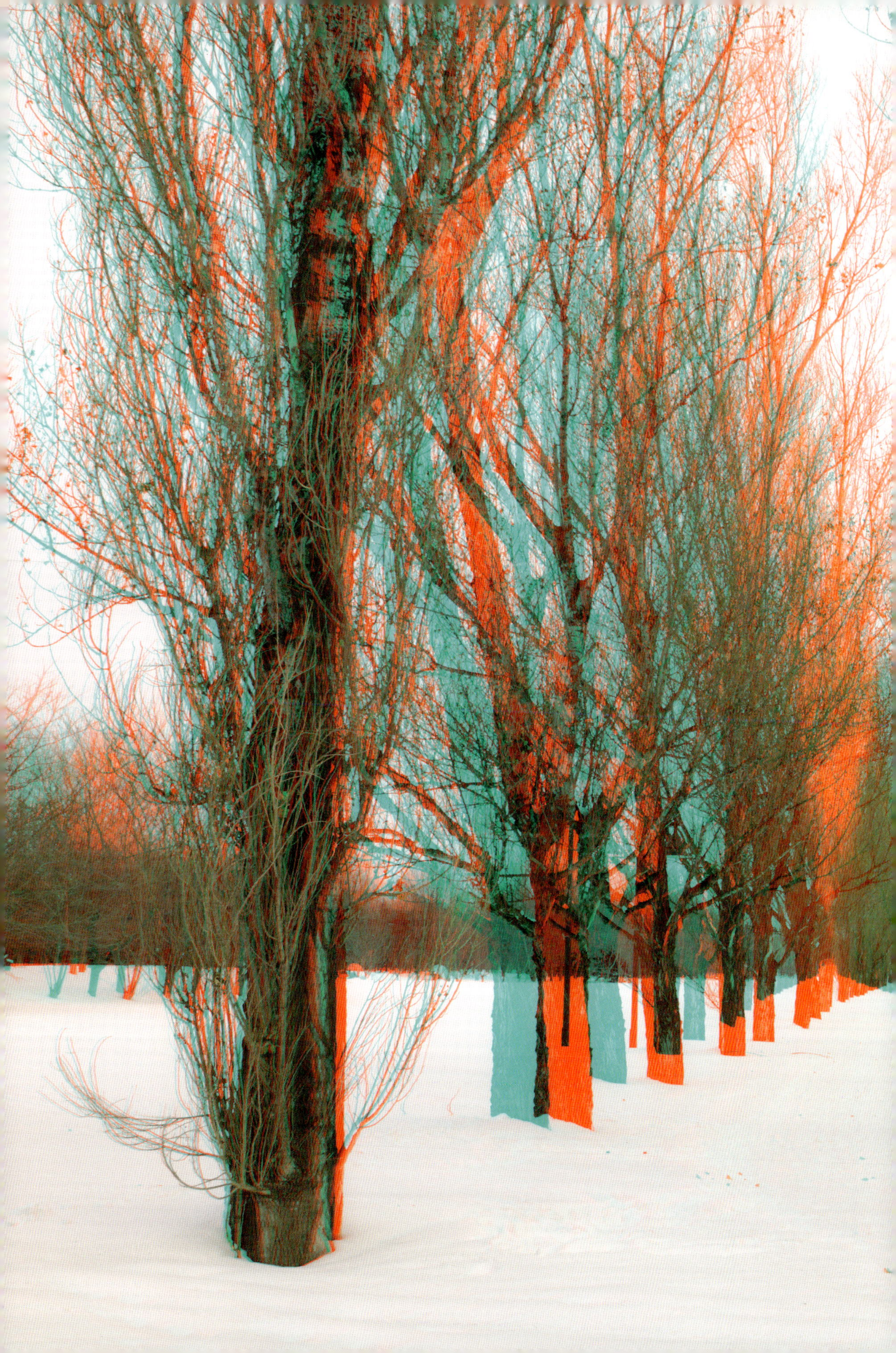

トレーニングのやり方②

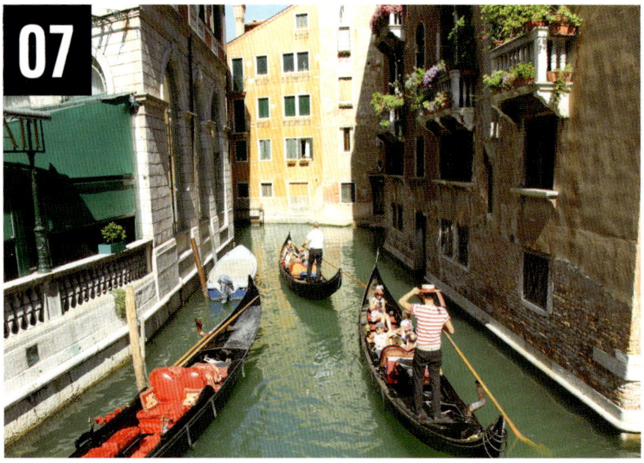

ヴェネツィアのゴンドラ (イタリア・ヴェネツィア)

狭い水路をゴンドラで進み、水上から美しい街並みを眺める。

顔を固定して、視線だけ動かす。

観光客になった気分で、水の都をじっくり見物。先頭のゴンドラから右のゴンドラ、左のゴンドラへ。奥の建物から右の建物、左の建物へ。首を動かさず、眼球だけを使って、視線をゆっくり動かしましょう。

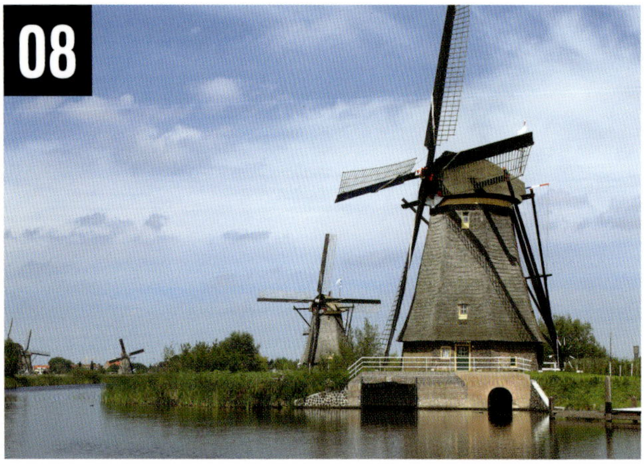

キンデルダイクの風車 (オランダ・南ホラント州)

川の両岸に19基並ぶ。水害を防ぐための、水を汲み上げる装置として機能。

まばたきをしながら見る。

パチパチとまばたきをしながら、すべての風車に焦点を当てましょう。まぶたの力で風を起こし、すべての風車をまわすようなイメージで。まばたきによって涙が促され、目の表面が潤います。

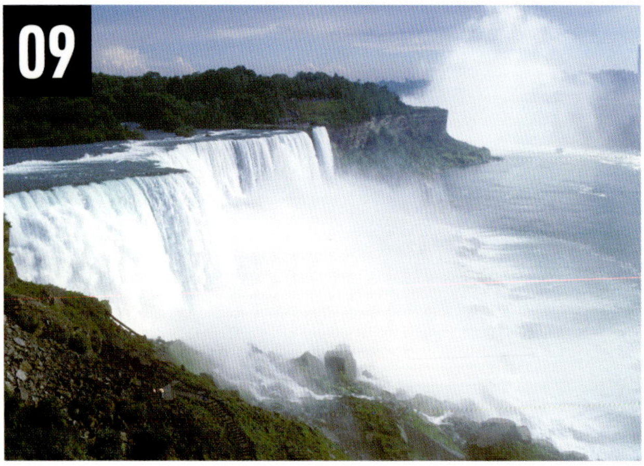

ナイアガラの滝 (カナダとアメリカの国境)

滝としては北米最大の水量。周辺にはカジノやアミューズメントパークが充実。

目を細めて、手前と遠くを見る。

目も開けていられないほどの、水しぶきと風圧を想像しながら、手前の滝しぶきと、遠くの滝しぶきを交互に、5秒ずつ見ましょう。目の開きを小さくすることで、目が乾きにくくなり、ドライアイの症状を和らげることができます。

10

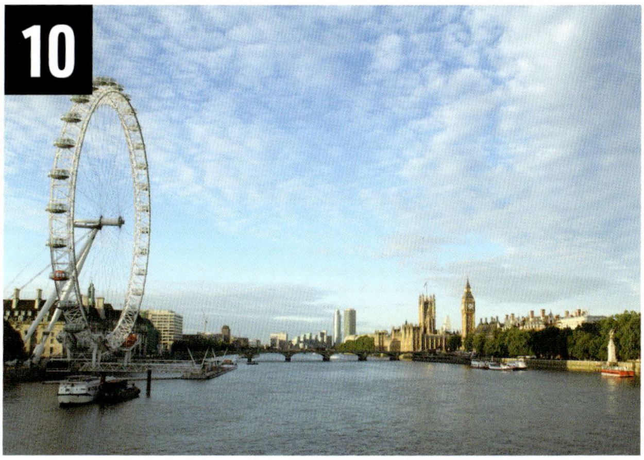

大観覧車“ロンドン・アイ”（イギリス・ロンドン）

ミレニアムの記念に建設された巨大観覧車。
最大高度135メートルで、一周に30分かかる。

左岸と右岸を交互に見渡す。

左岸には大観覧車がそびえ立っていて、右岸には時計塔のビッグ・ベンが見えます。
2つの建造物を10秒ずつ、交互に見比べてください。眼球のストレッチになり、目の奥の疲れが軽減します。

11

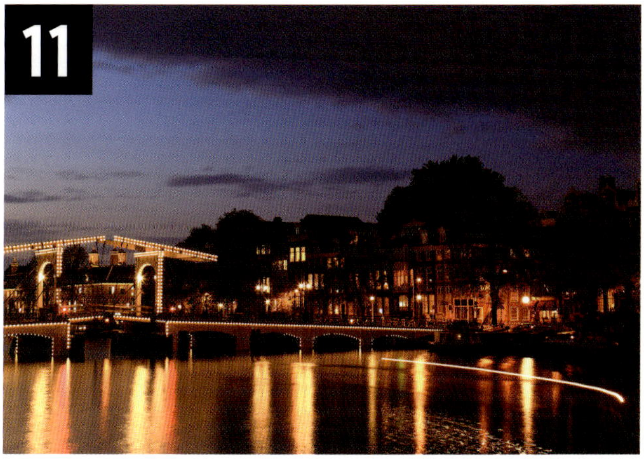

マヘレの跳ね橋（オランダ・アムステルダム）

アムステルダムただ一本の木造跳ね橋。
夜にはライトアップされる。

光と闇を目で追いかける。

景色の明るい部分と、暗い部分をゆっくりと、交互に眺めましょう。
就寝前に目の筋肉の緊張を取り除くことによって、メラトニンの働きが活発になり、より深く眠ることができます。

12

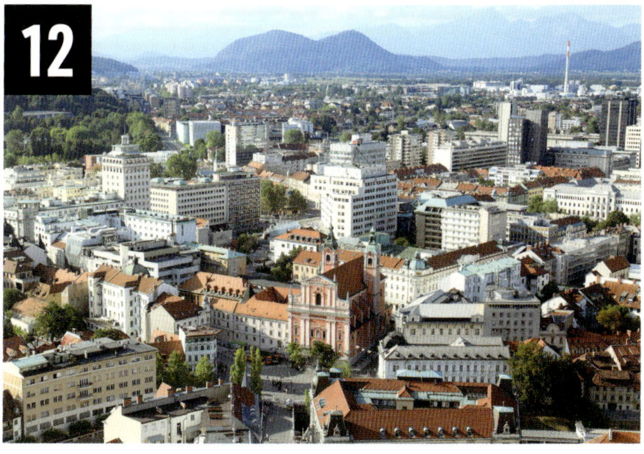

リュブリャナの街（スロベニア・リュブリャナ）

スロベニアの首都。2度の大震災により、さまざまな時代の建造物が混在する。

ひたすら遠くを見ようとする。

目でしばらく街歩きを楽しんだら、どこまで遠くの小さな景色を見ることができるか、ピント合わせの限界に挑戦してみましょう。
目の筋肉をしっかり伸ばし、機能を回復することは、集中力を高めることにもつながります。

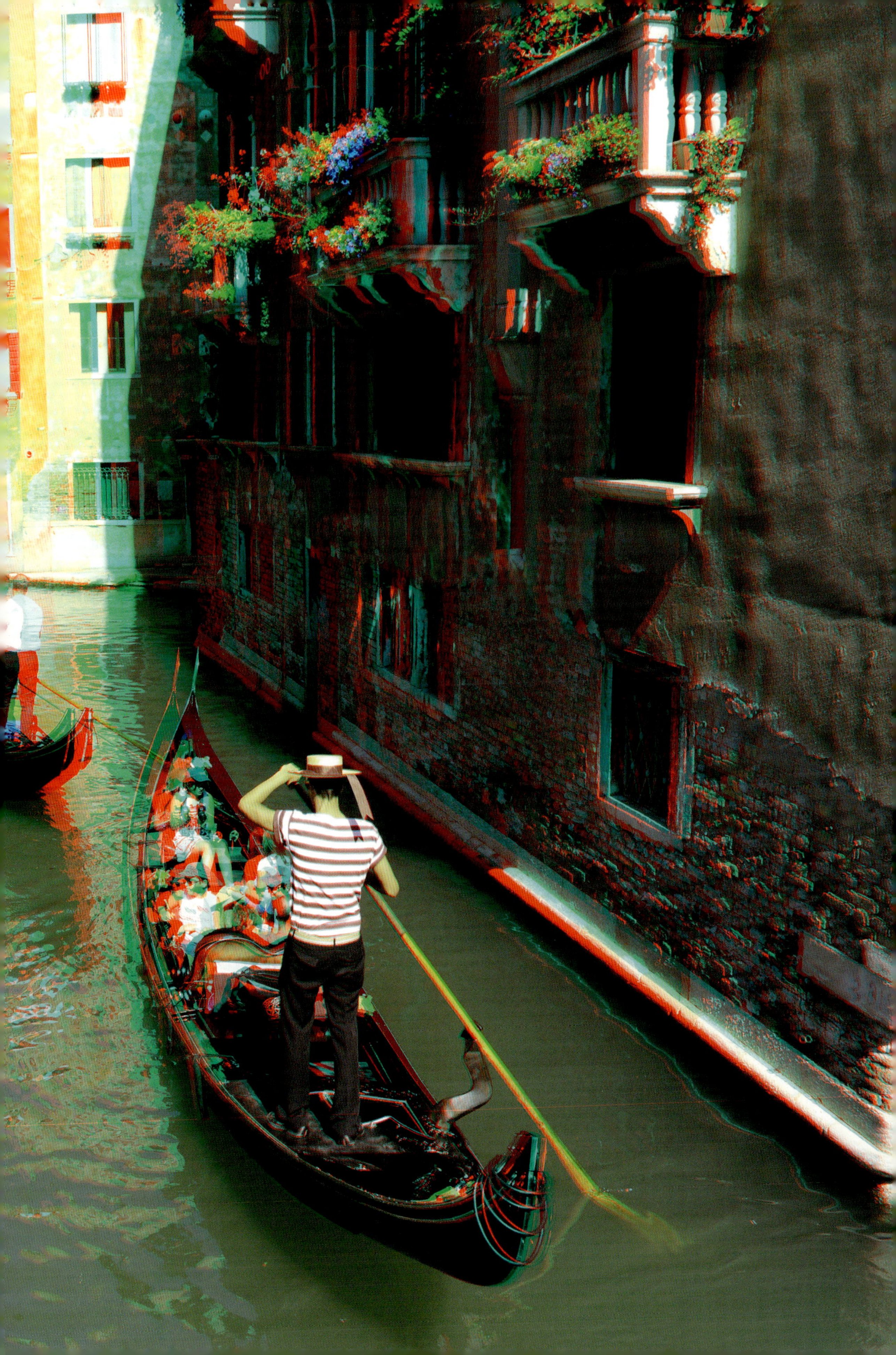

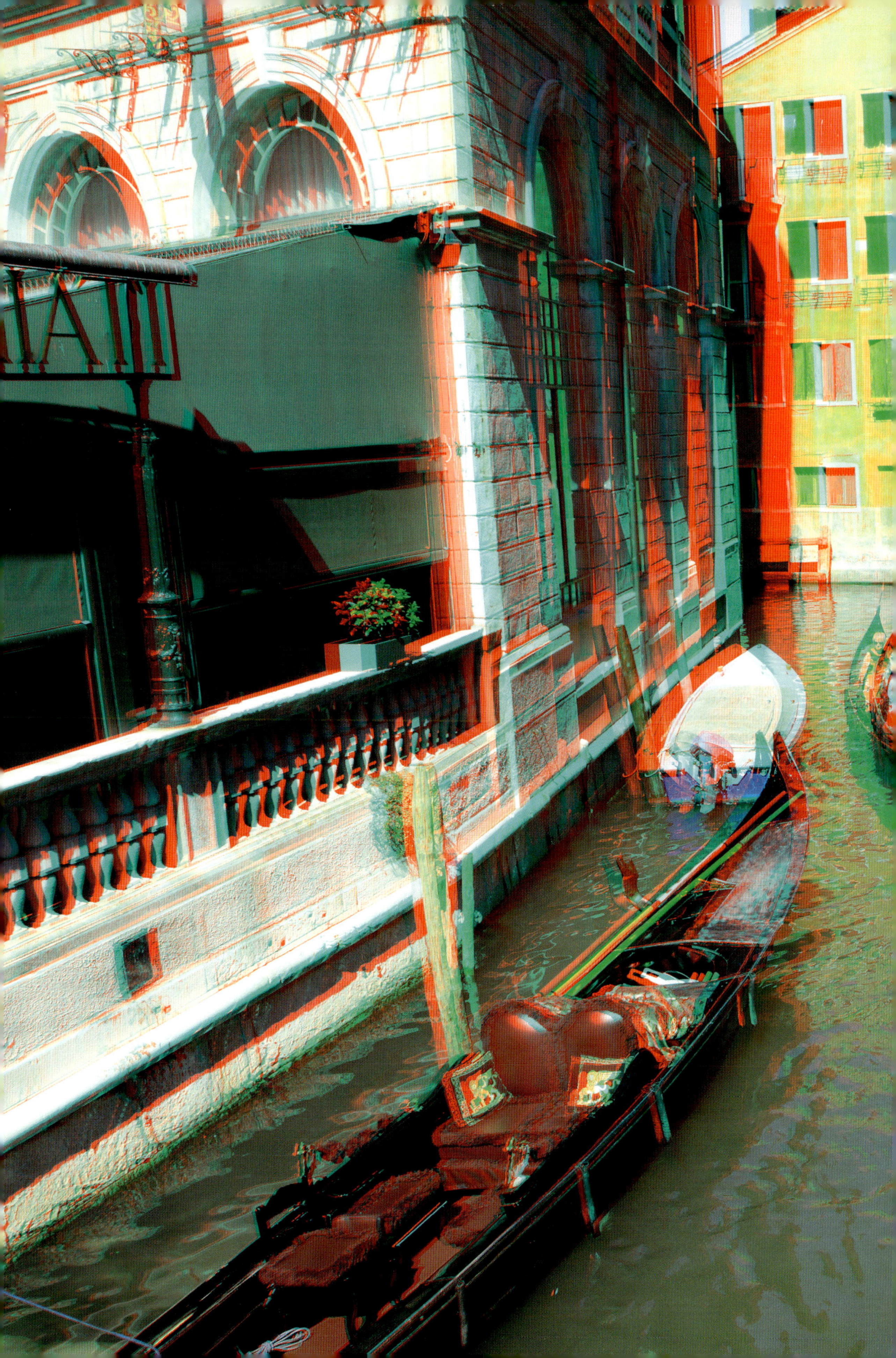

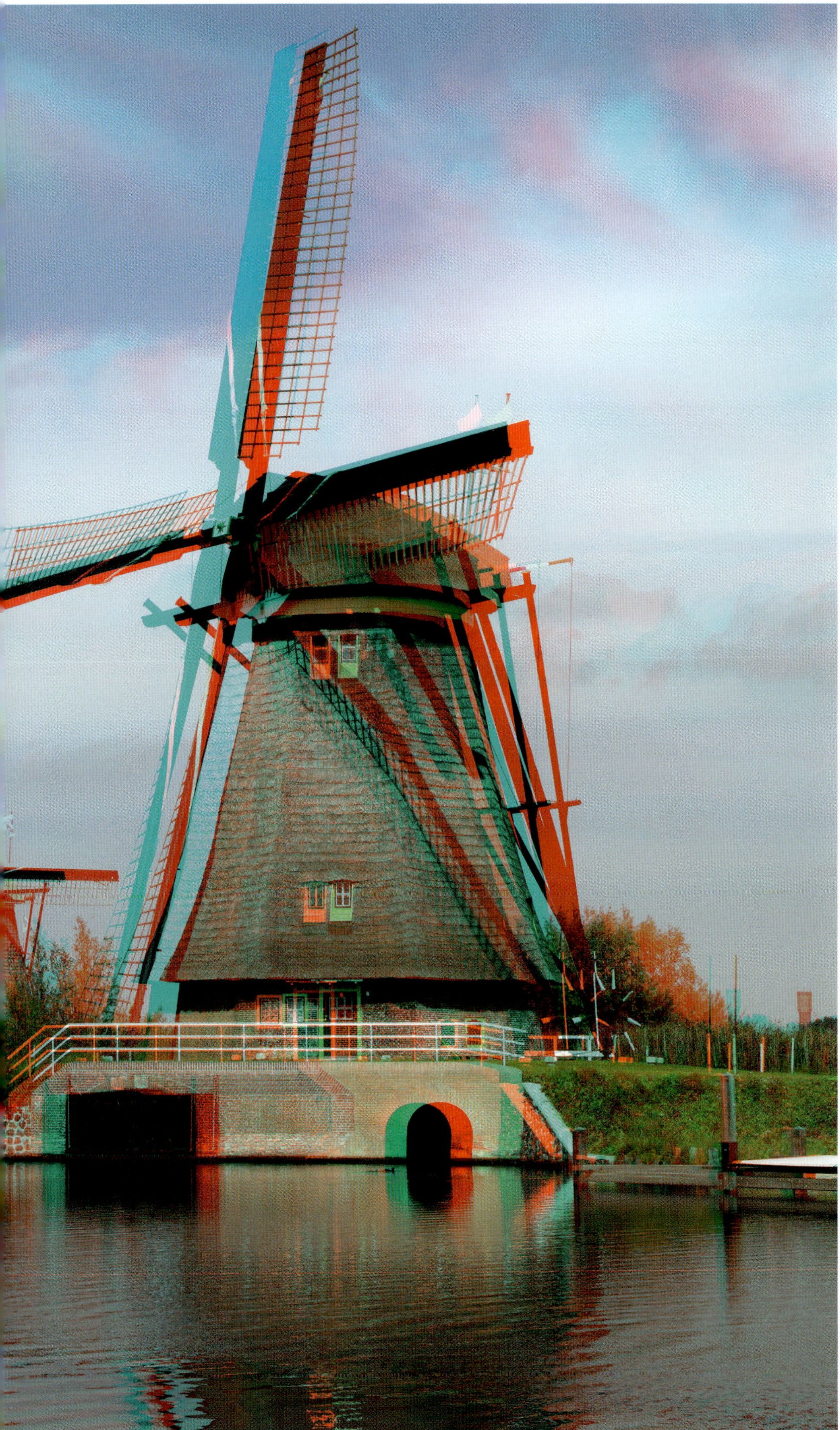

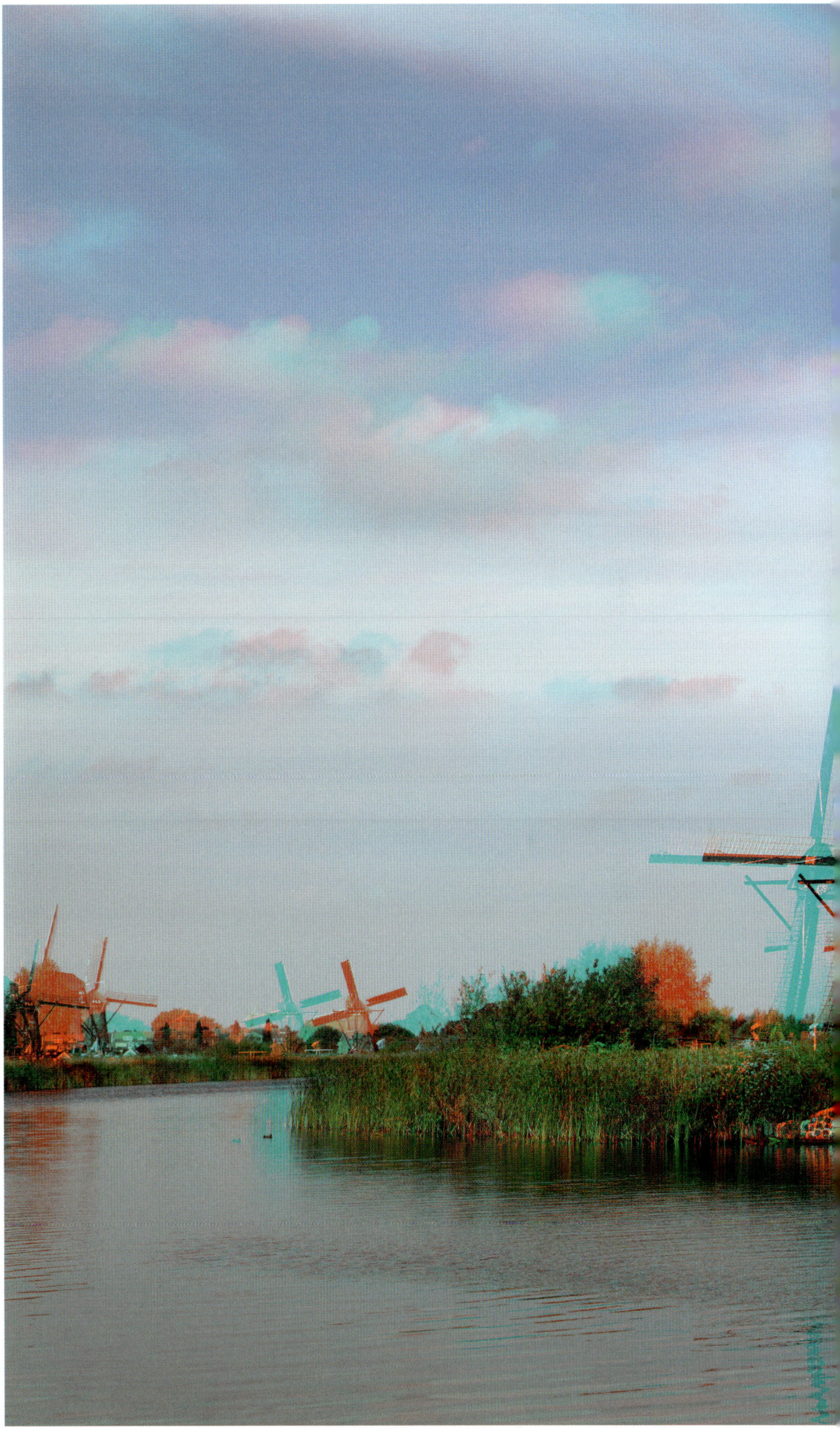

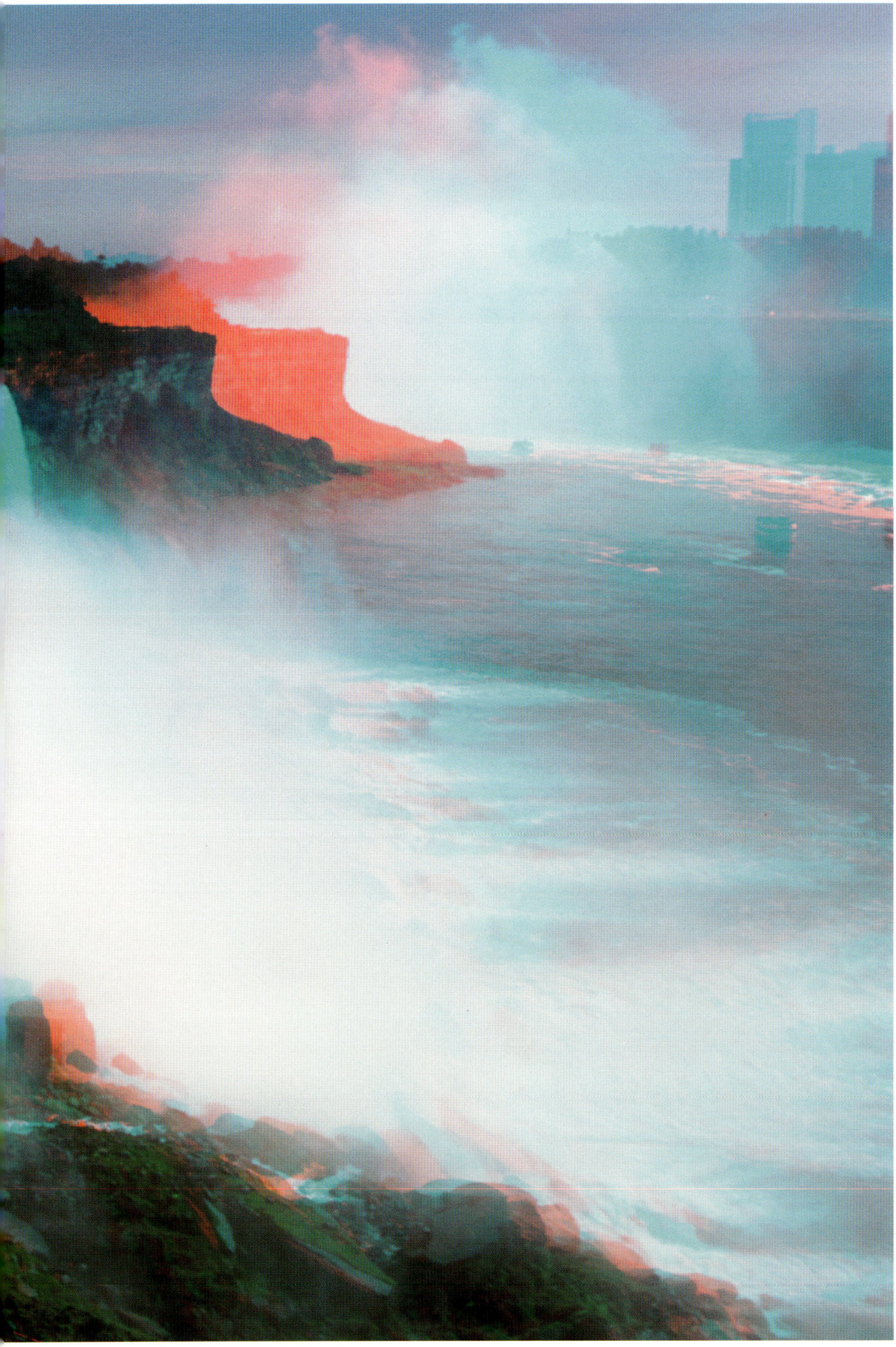

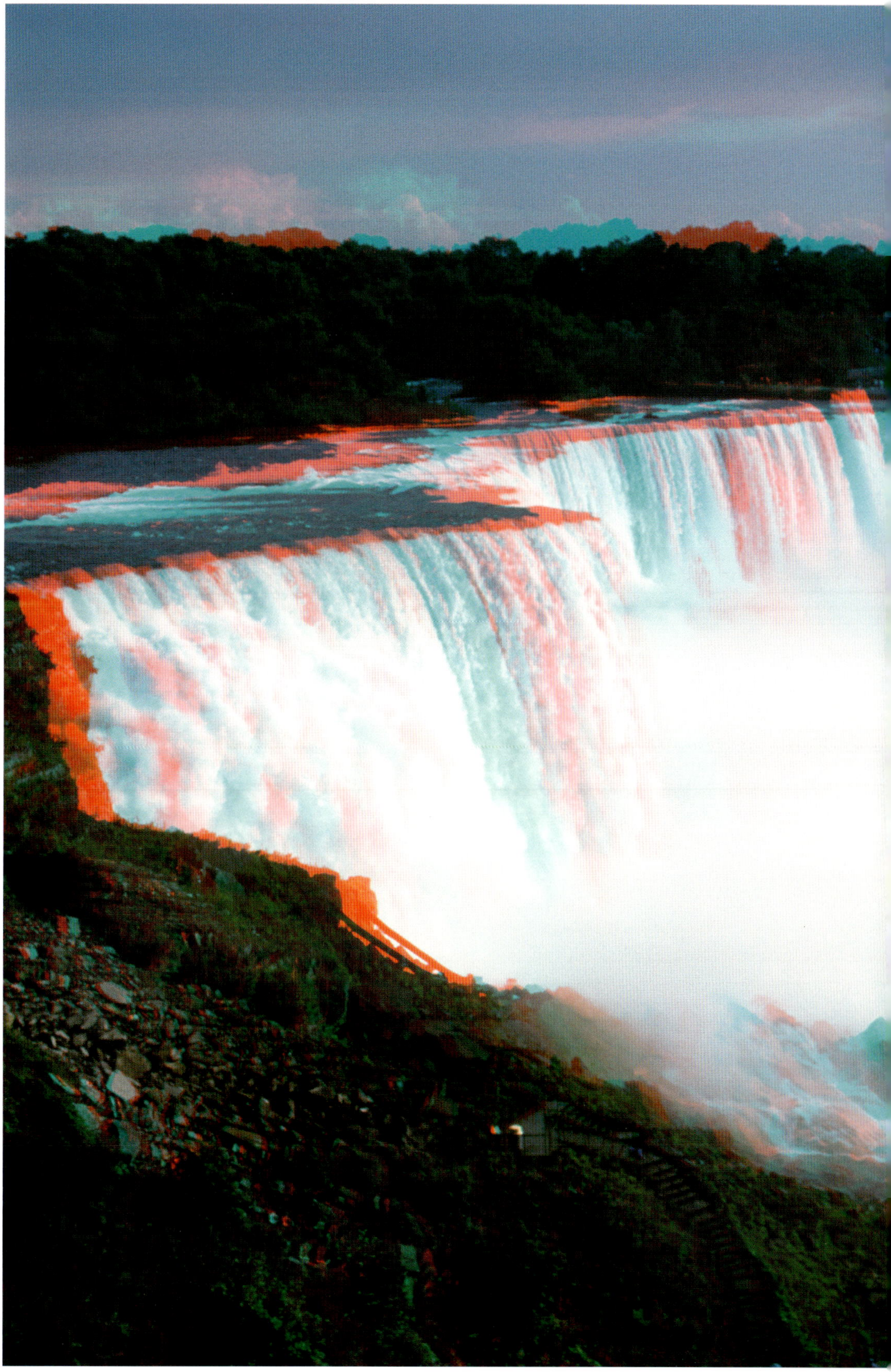

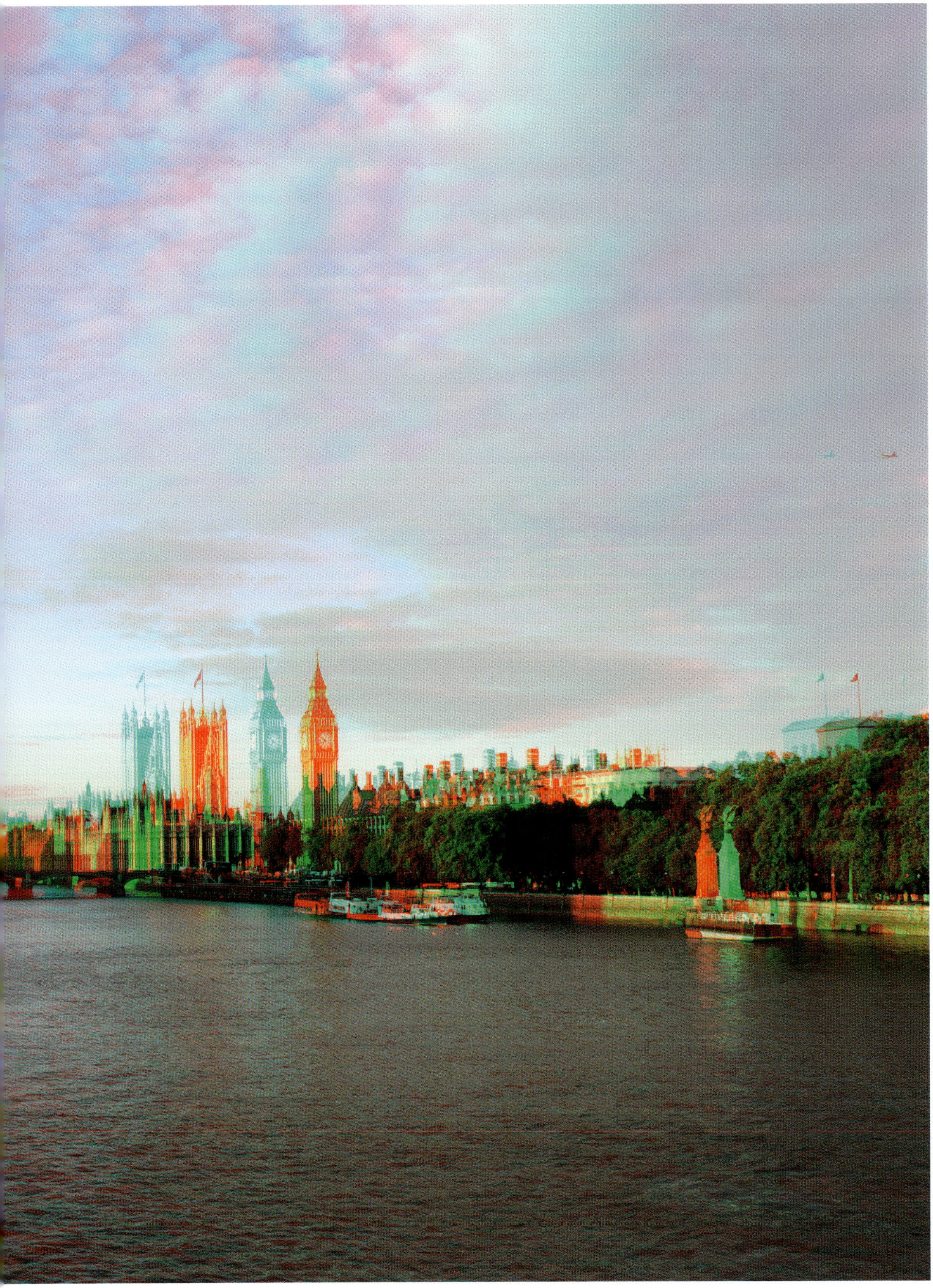

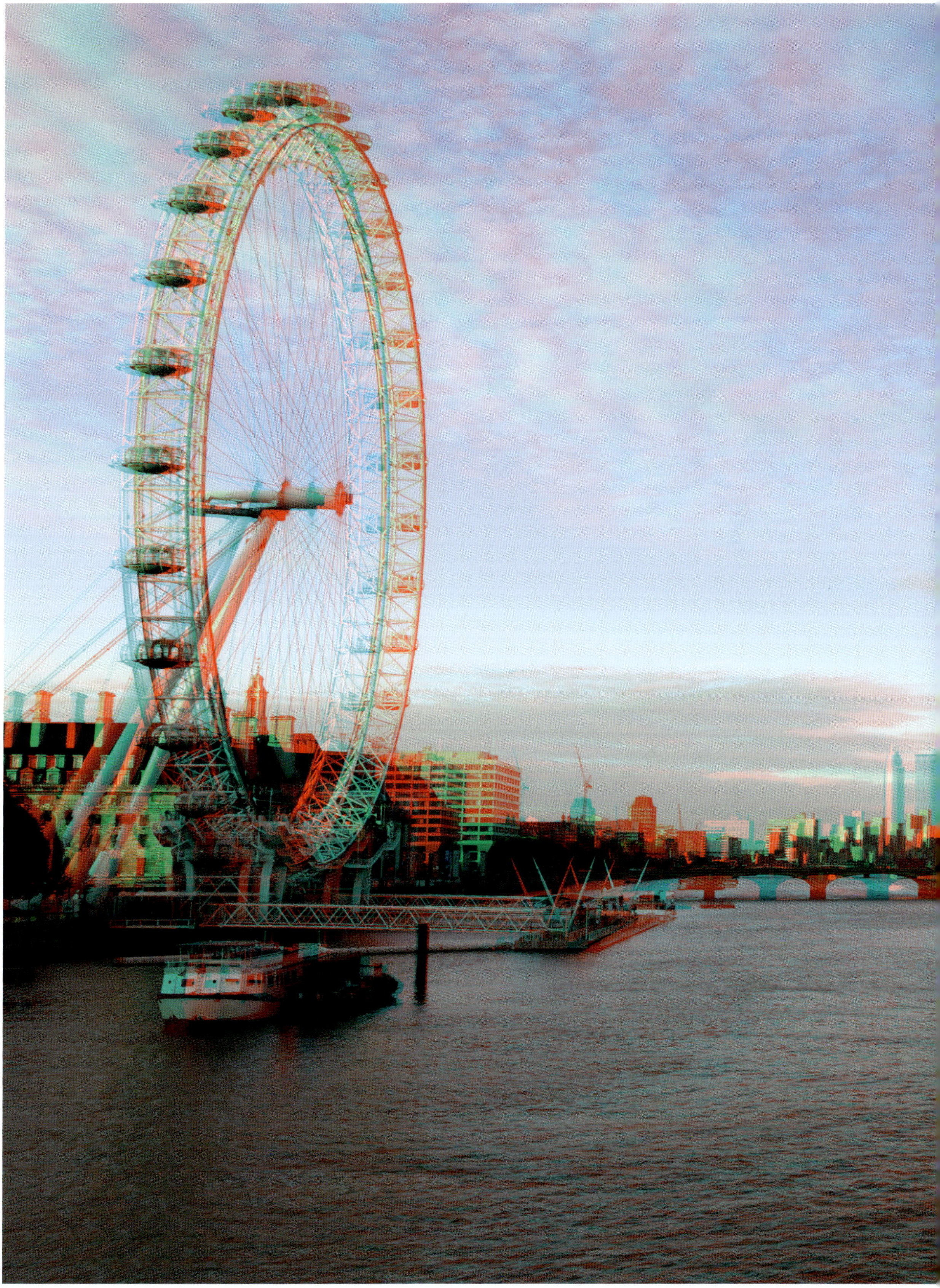

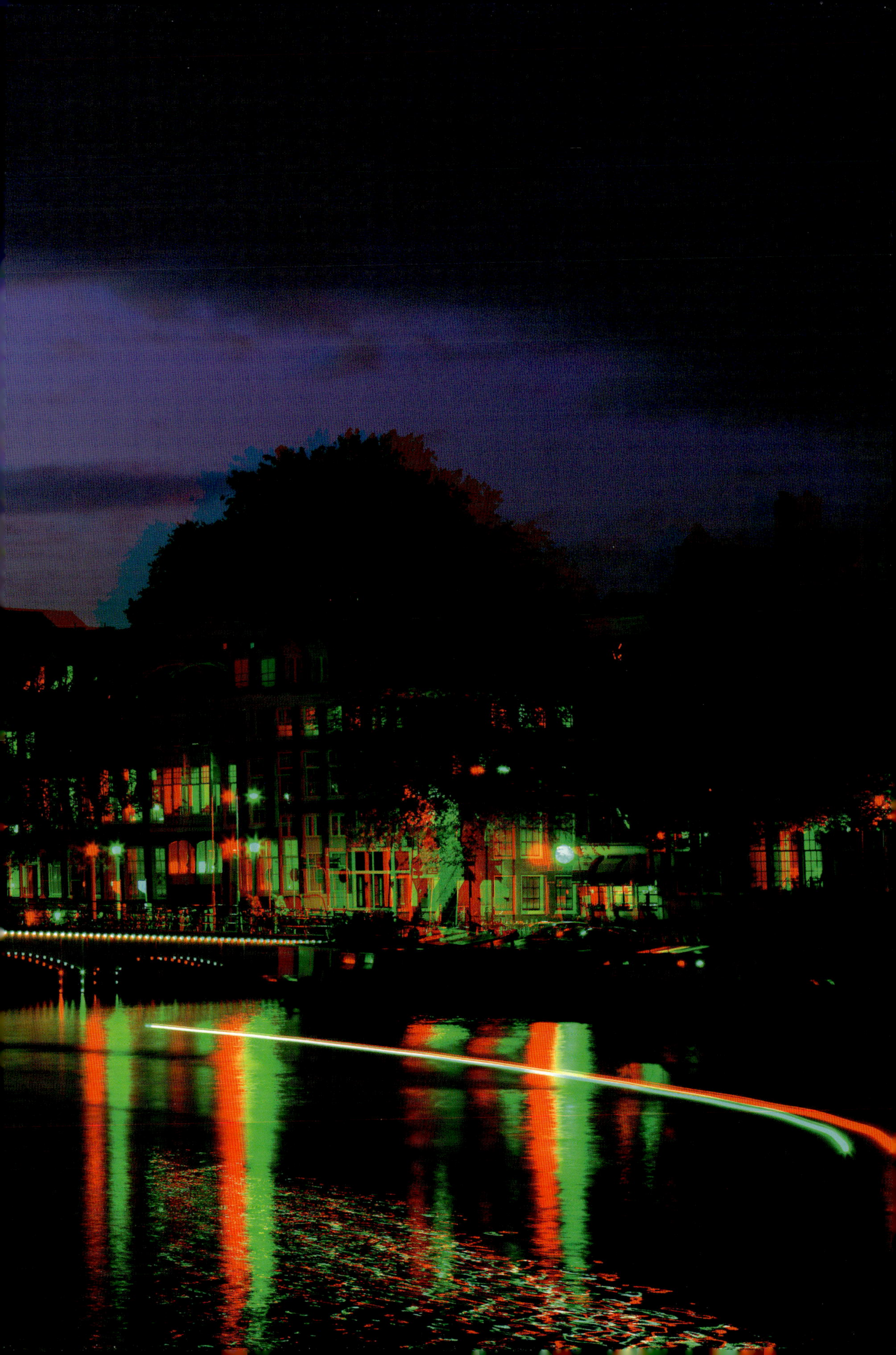

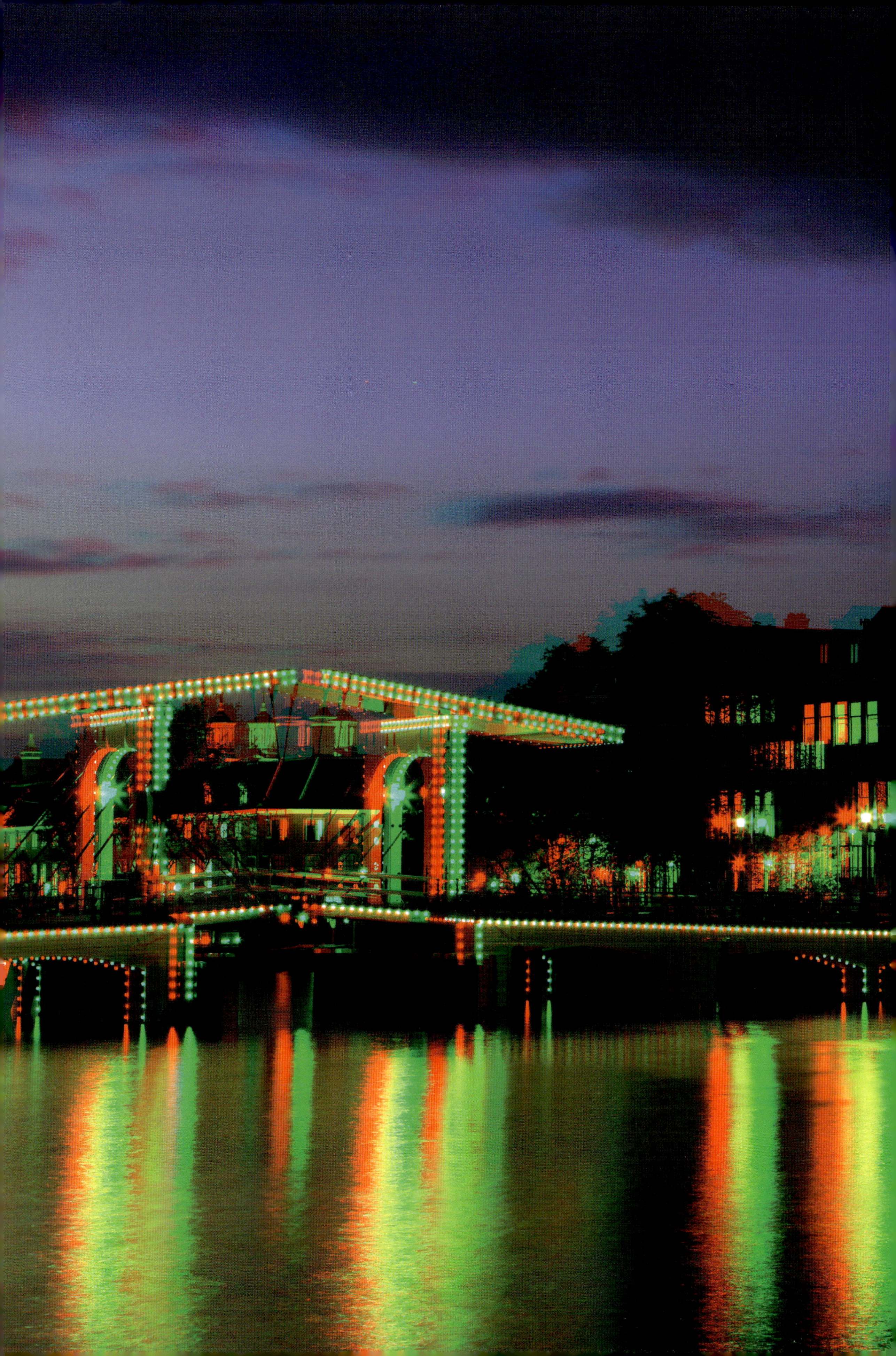

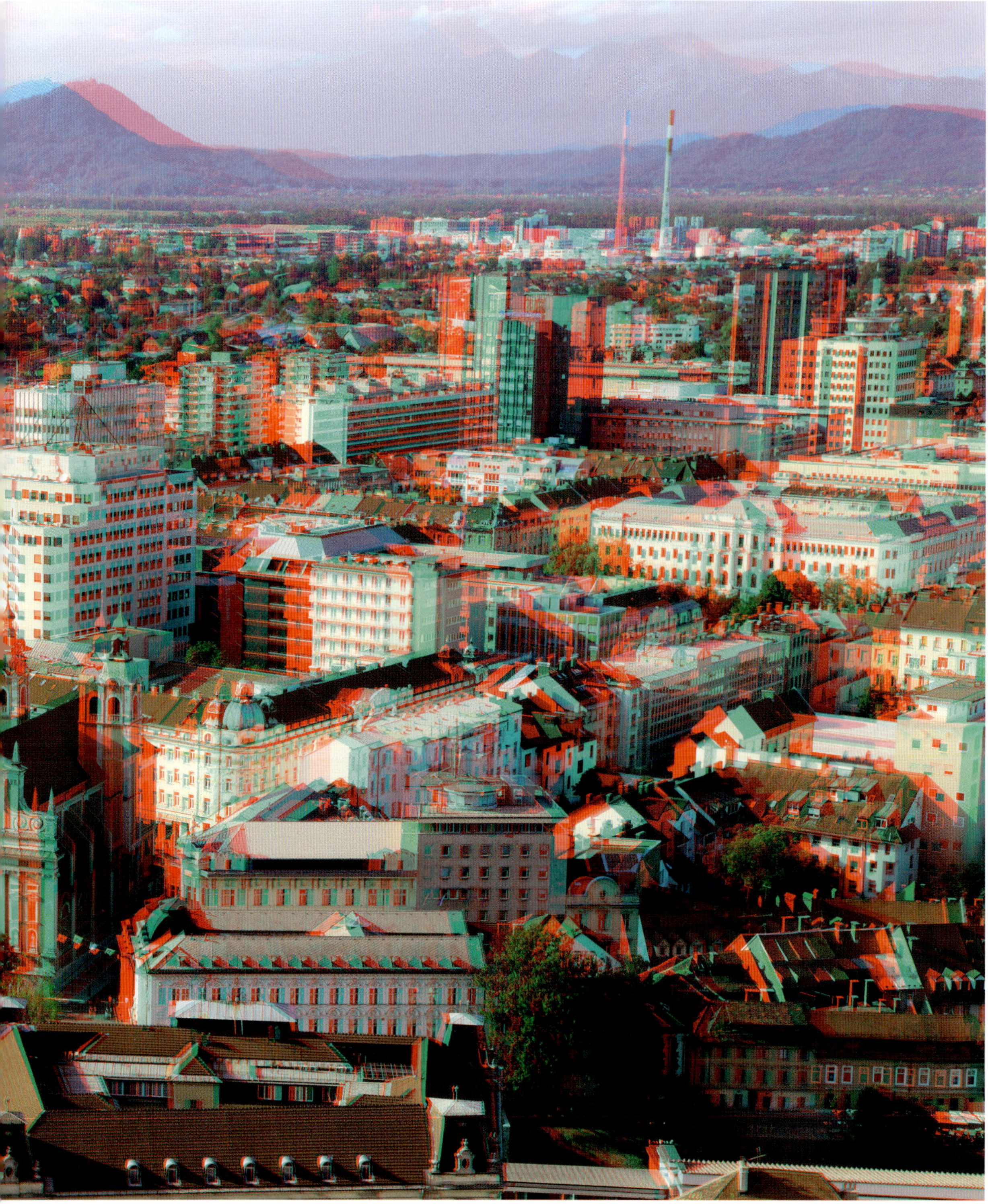

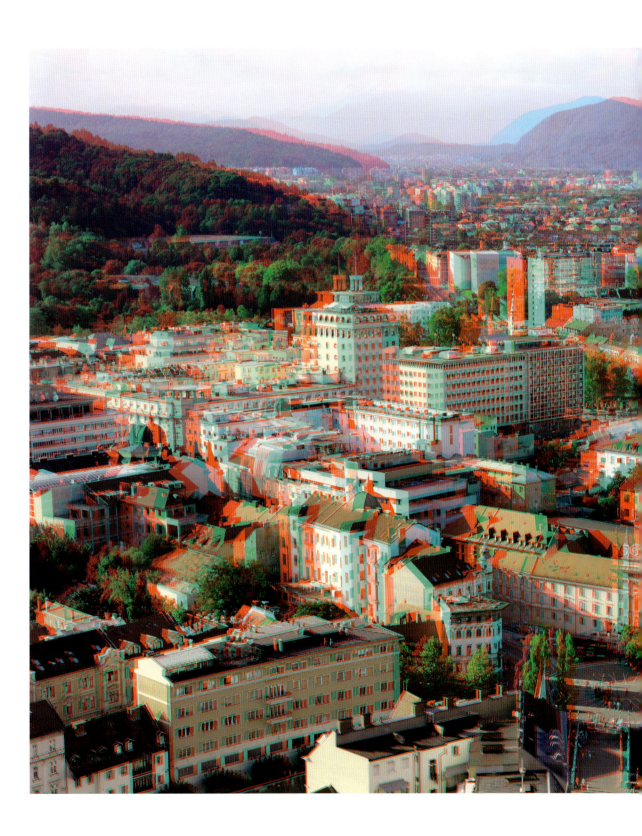

HOW TO TRAIN 3
トレーニングのやり方③

13

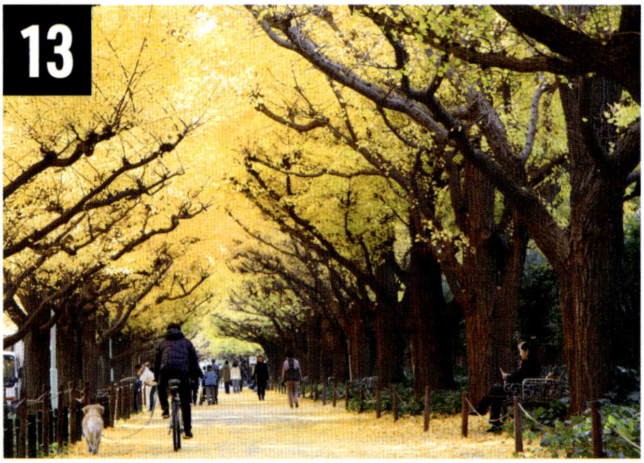

神宮外苑いちょう並木（東京都・港区）

遠近感が強調される美しい景観。
映画やドラマの撮影にもよく使われる。

**こめかみを刺激しつつ、
眼球だけを左右に動かす。**

赤青シートを固定させたまま、人差し指を使って、こめかみをやさしく押し回します。視点は、右の木から道をはさんで左の木、右の木、左の木……とリズミカルに動かしてください。目の血行がよくなると、疲れが軽くなっていきます。

14

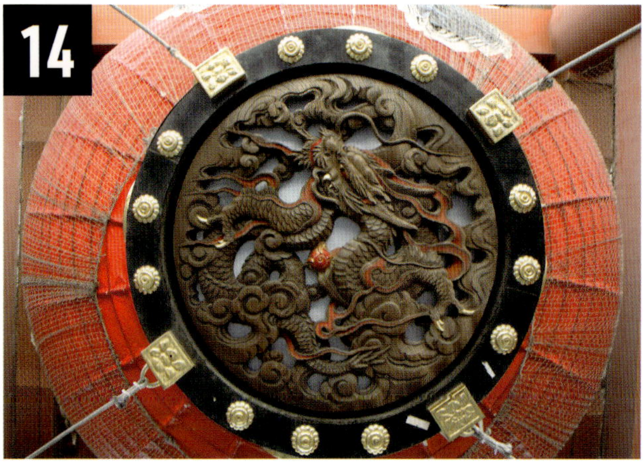

浅草寺の提灯（東京都・台東区）

東京都最古の寺。
周辺に全部で4つの大提灯がある。

上を見上げて、じっくり観賞する。

これは大提灯の「下から」の写真です。
本を頭上にかざし、見上げるようにして、龍の彫刻を細部までくまなく観賞しましょう。
首と目のストレッチを同時におこなうことができます。

15

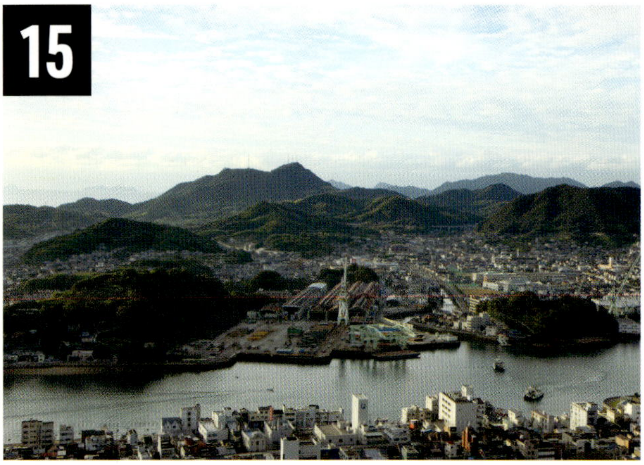

千光寺展望台（広島県・尾道市）

尾道市街と瀬戸内海を一望できる絶景スポット。
「日本さくら名所100選」の地としても有名。

風を感じながら眺める。

日常のストレスを忘れ、大きな空と山と街並みのコントラストを眺めながら、目と心をリフレッシュさせましょう。景色に没頭していくうちに、副交感神経が優位となり、心とともに目の緊張もゆるんでいきます。

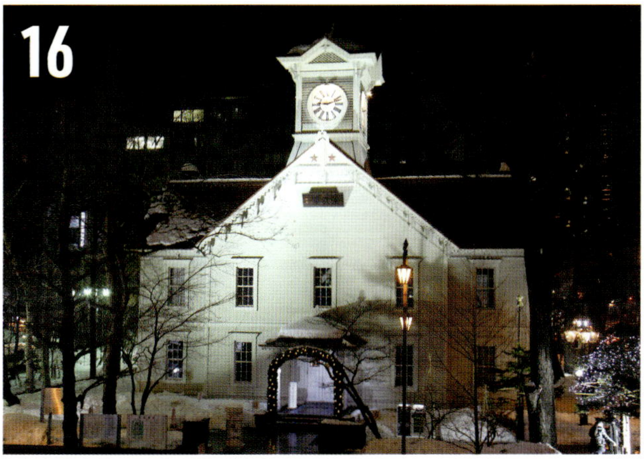

札幌市時計台（北海道・札幌市）

日本で最も古い塔時計。おもりの巻き上げは人力で、ほぼ週２回のペースでおこなわれている。

写真の時計と、現実の時計を交互に見る。

まずは赤青シートをつけずに、現実の壁掛け時計にしばらく焦点を合わせたあと、赤青シートをつけて、写真の時計台に視点を移しましょう。近くに壁掛け時計がなければ、額縁やカレンダーなどでもけっこうです。

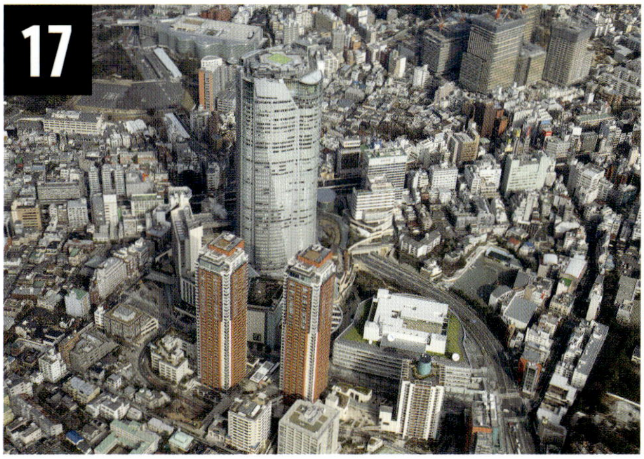

六本木ヒルズ（東京都・港区）

住居、ホテル、映画館、テレビ局などを有する複合商業施設。富裕層が多く居住することでも有名。

小さなものに目を凝らす。

ヘリコプターで遊覧している気分で、はるか下の景色にどんな建物や施設や道路があるのか、いろんなところを観察してみましょう。
視線を自由に泳がせることによって、焦点を合わせる筋肉を動かすことができます。

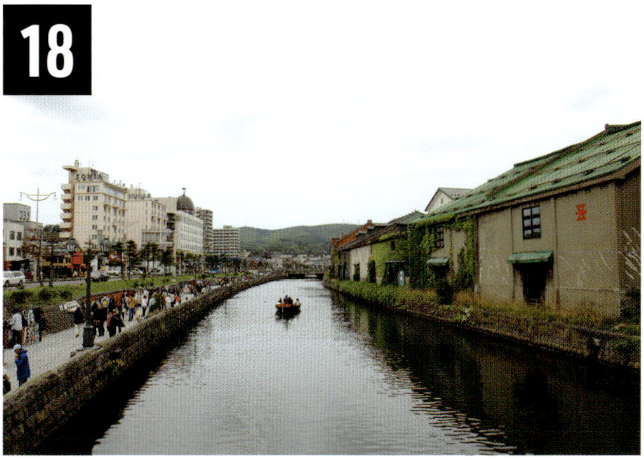

小樽運河（北海道・小樽市）

運河沿いにはノスタルジックな建物が並ぶ。
夜はガス灯の明かりも。

ゆっくり吐いて、ゆっくり吸って。

深呼吸をしながら、視点を川面から山の稜線へと、だんだん移していきましょう。
呼吸を意識しながら、ピントを遠くに合わせることによって、目の筋肉の緊張がとけやすくなっていきます。

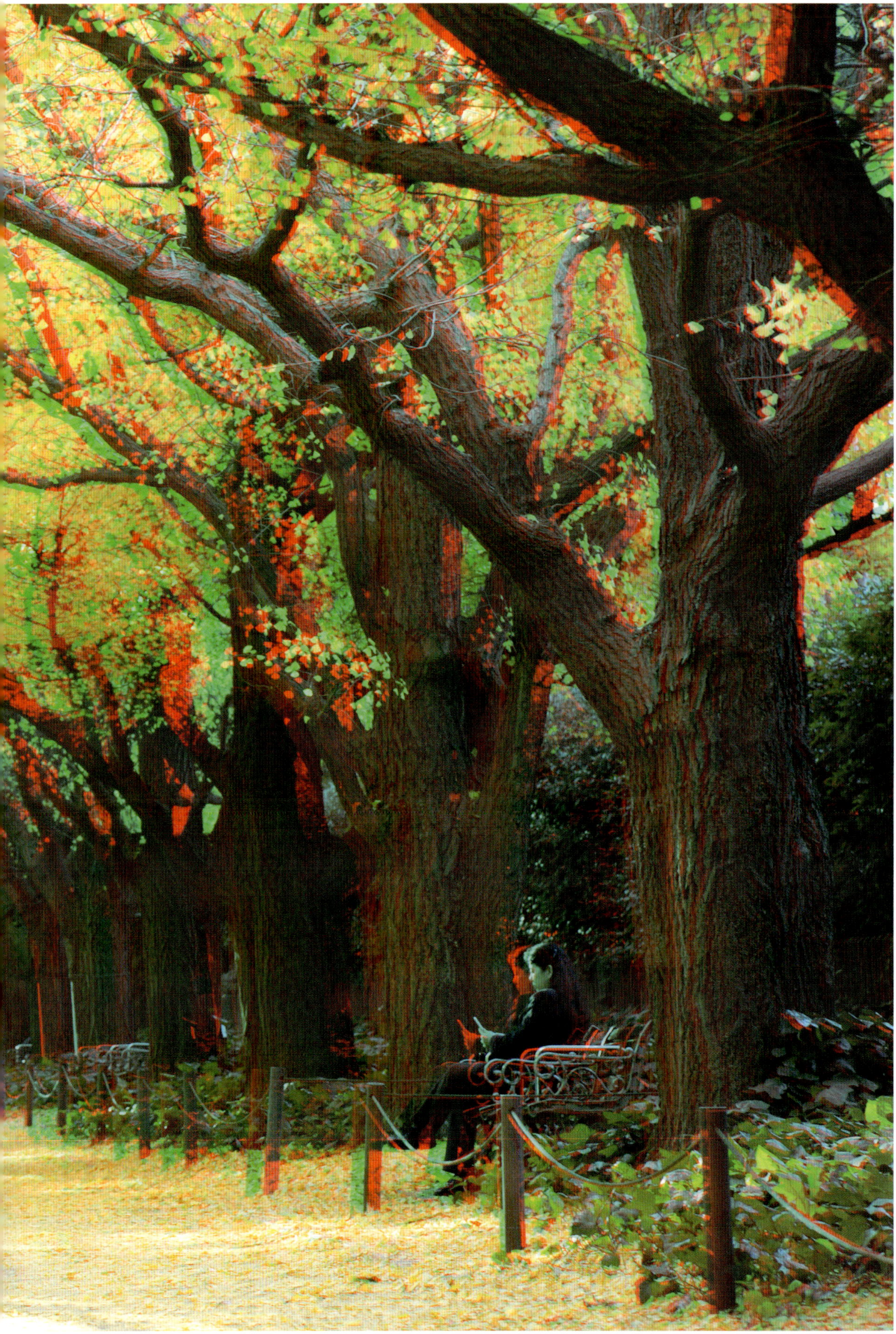

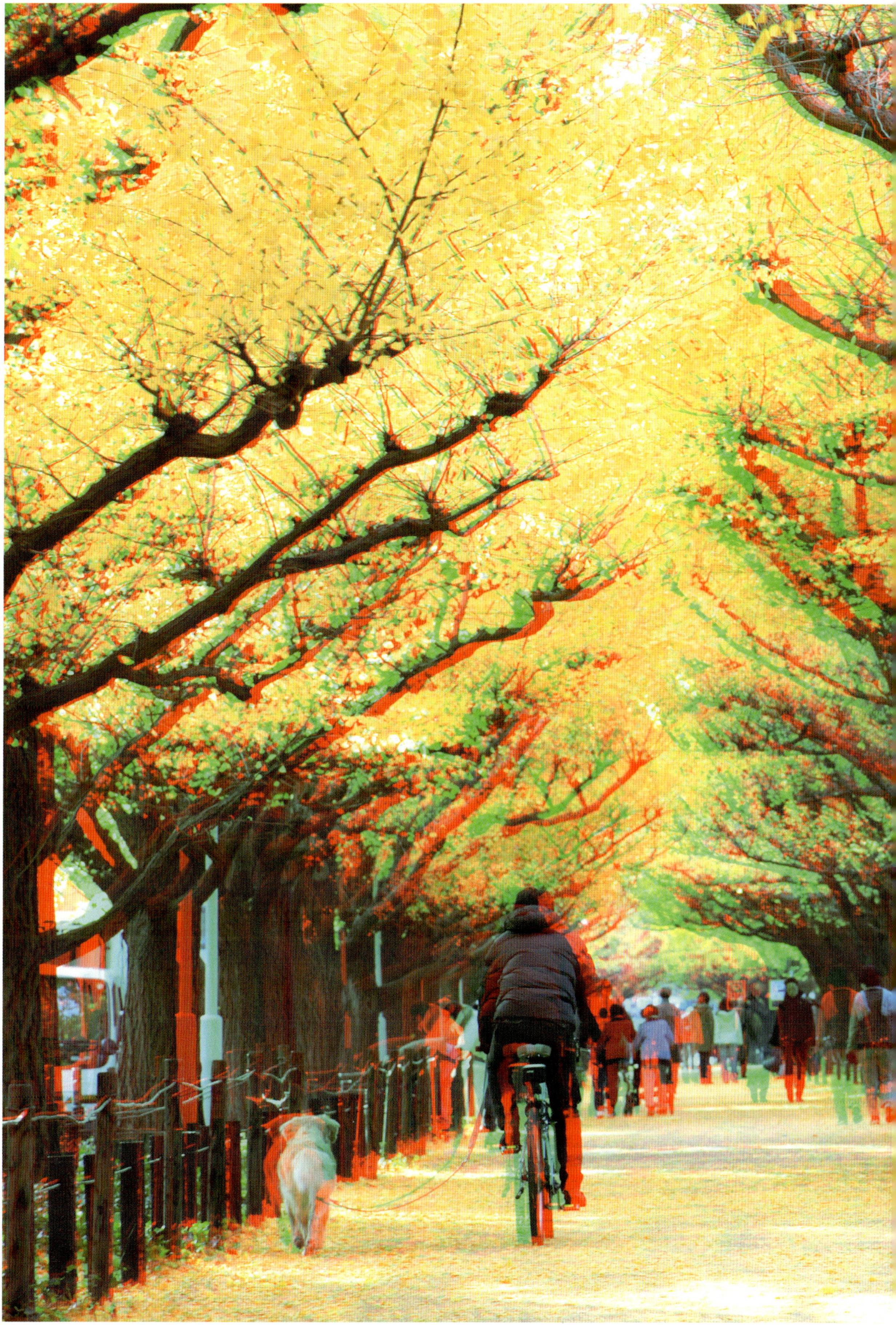

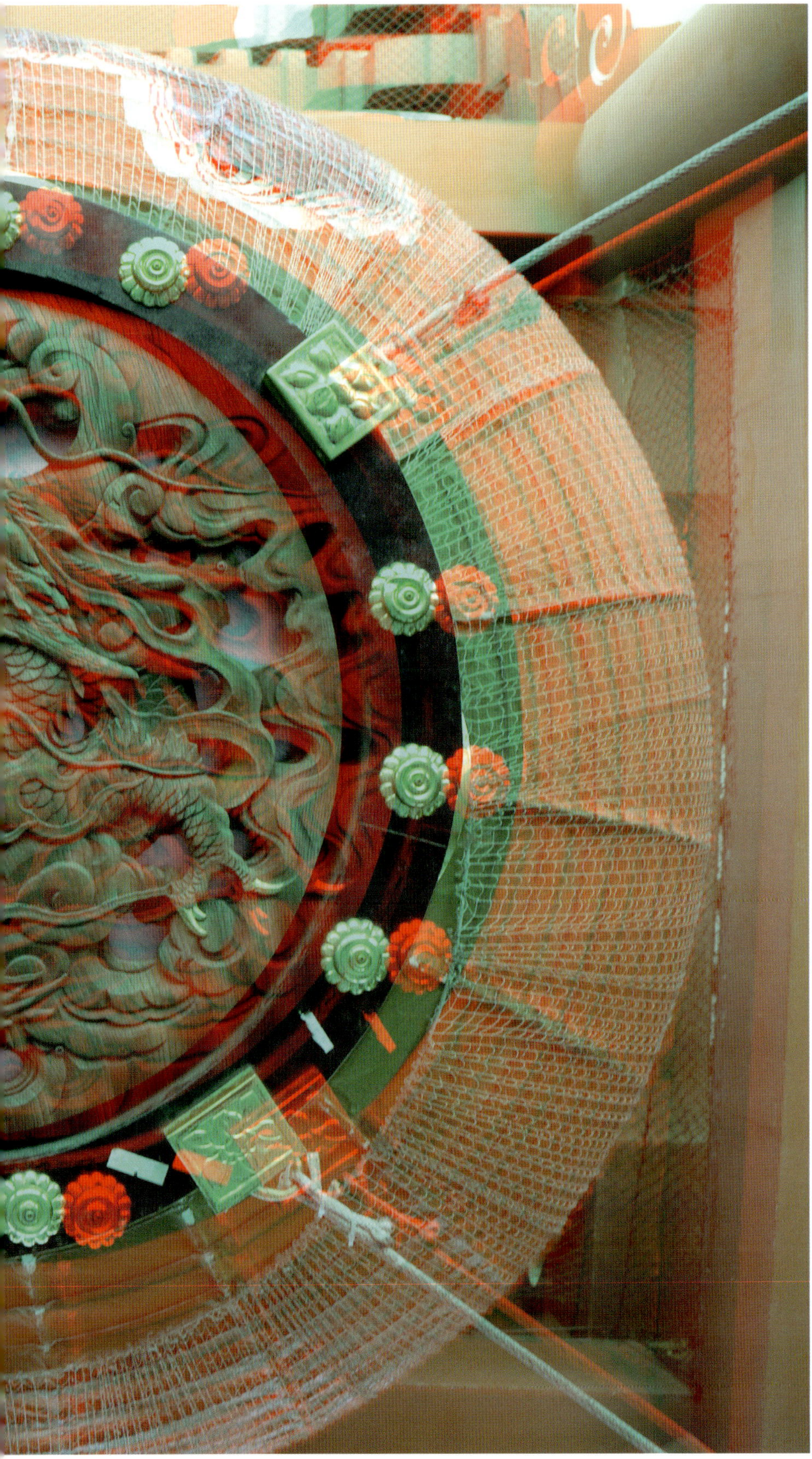

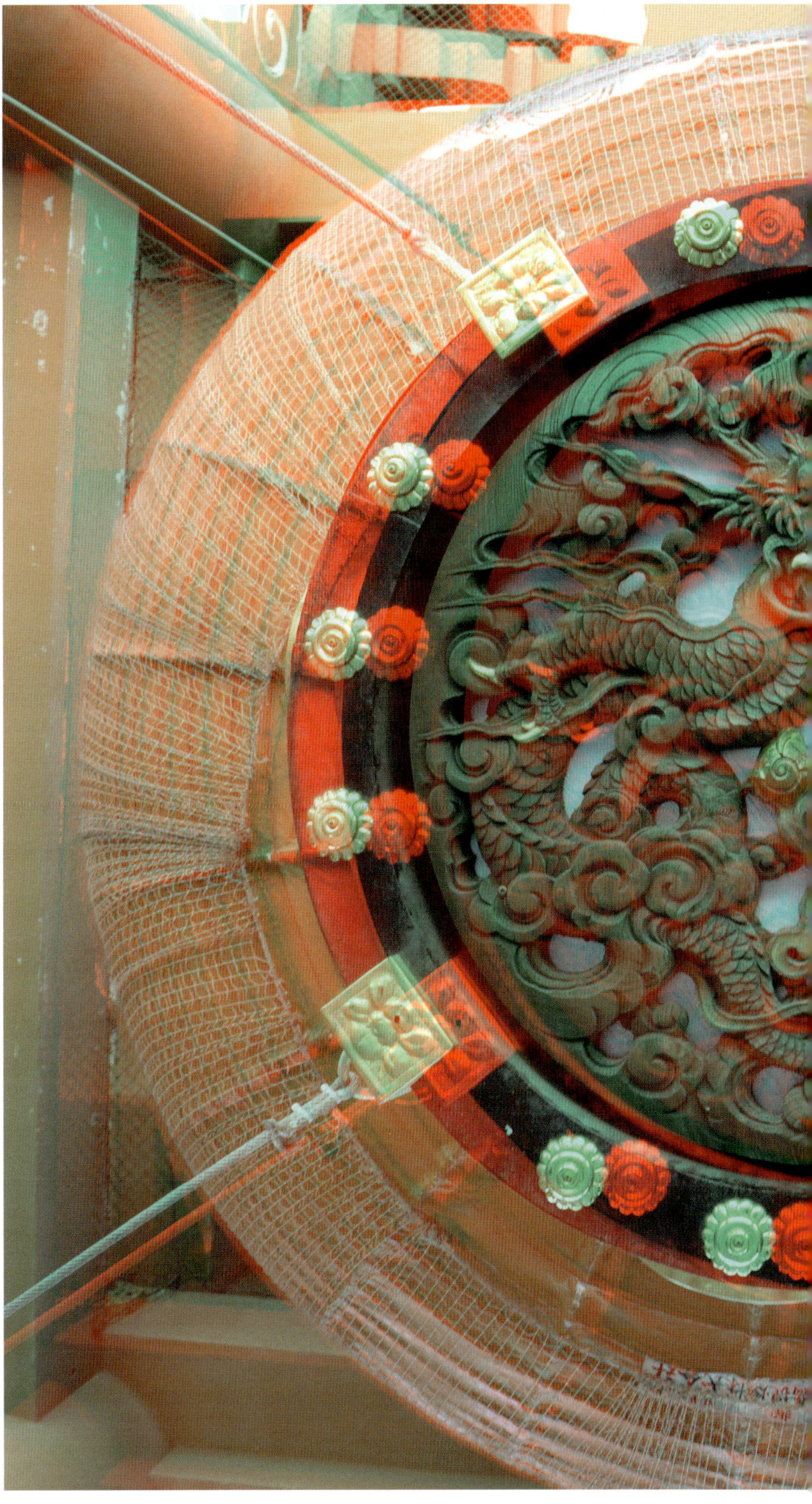

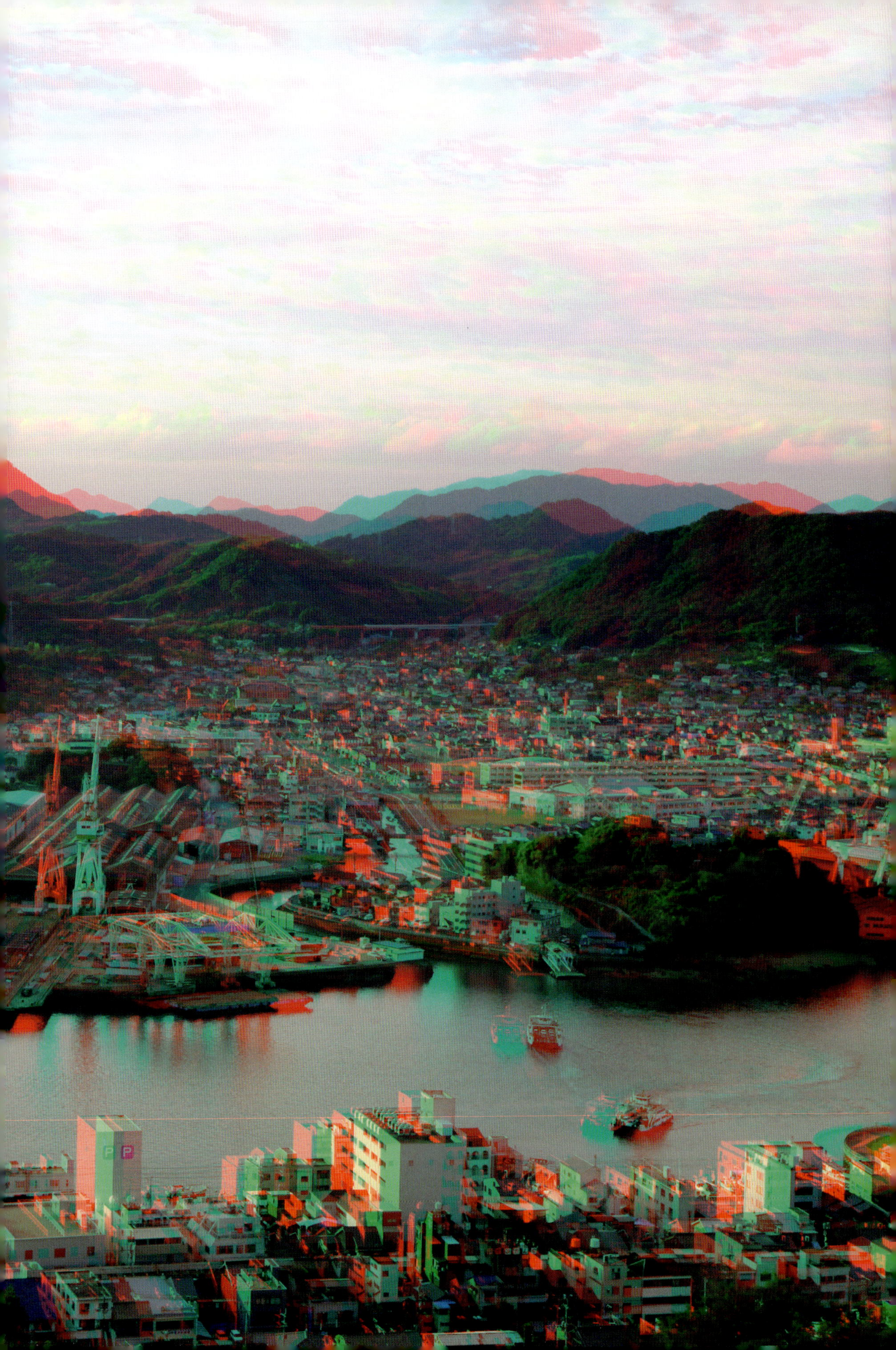

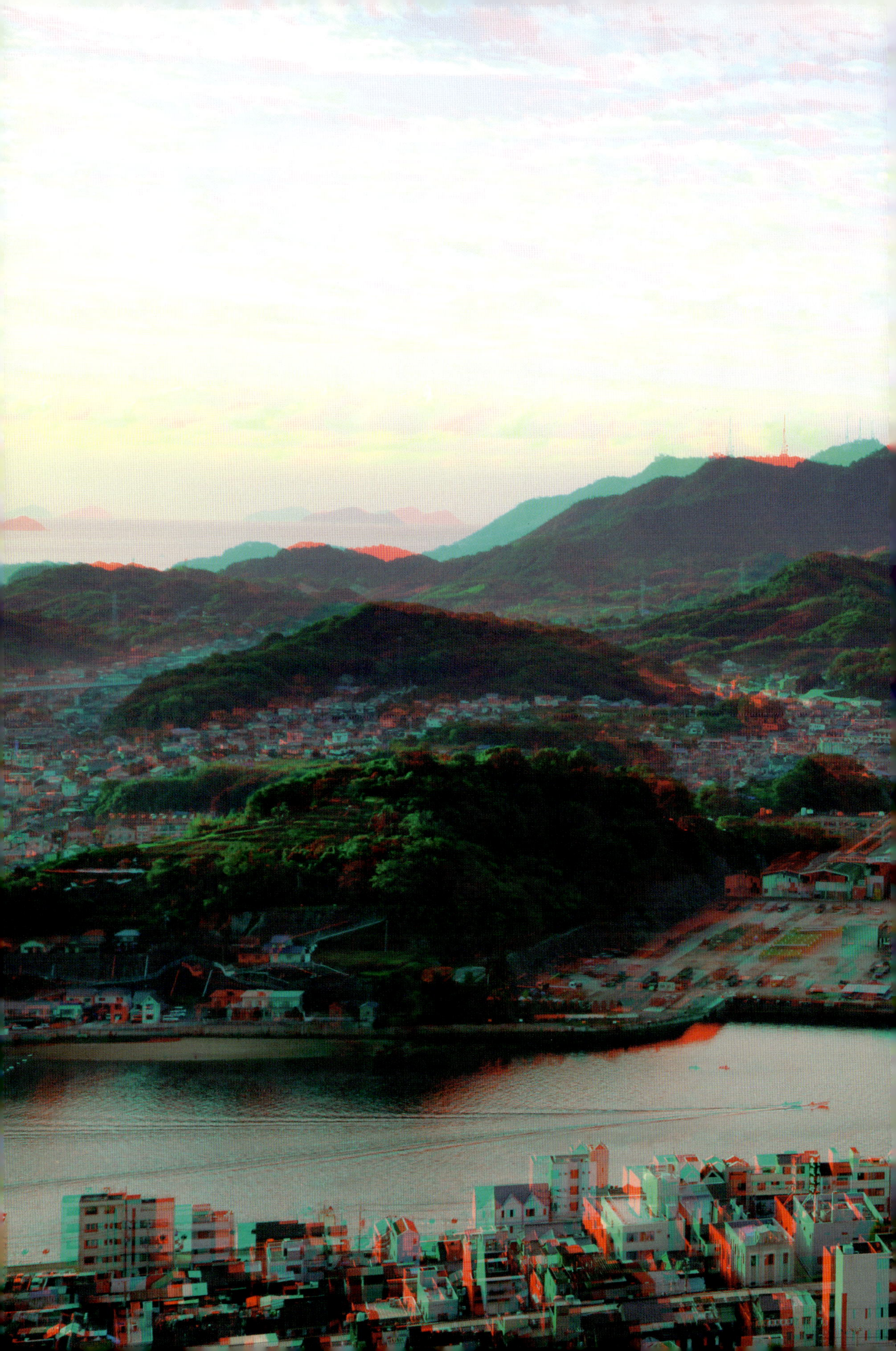

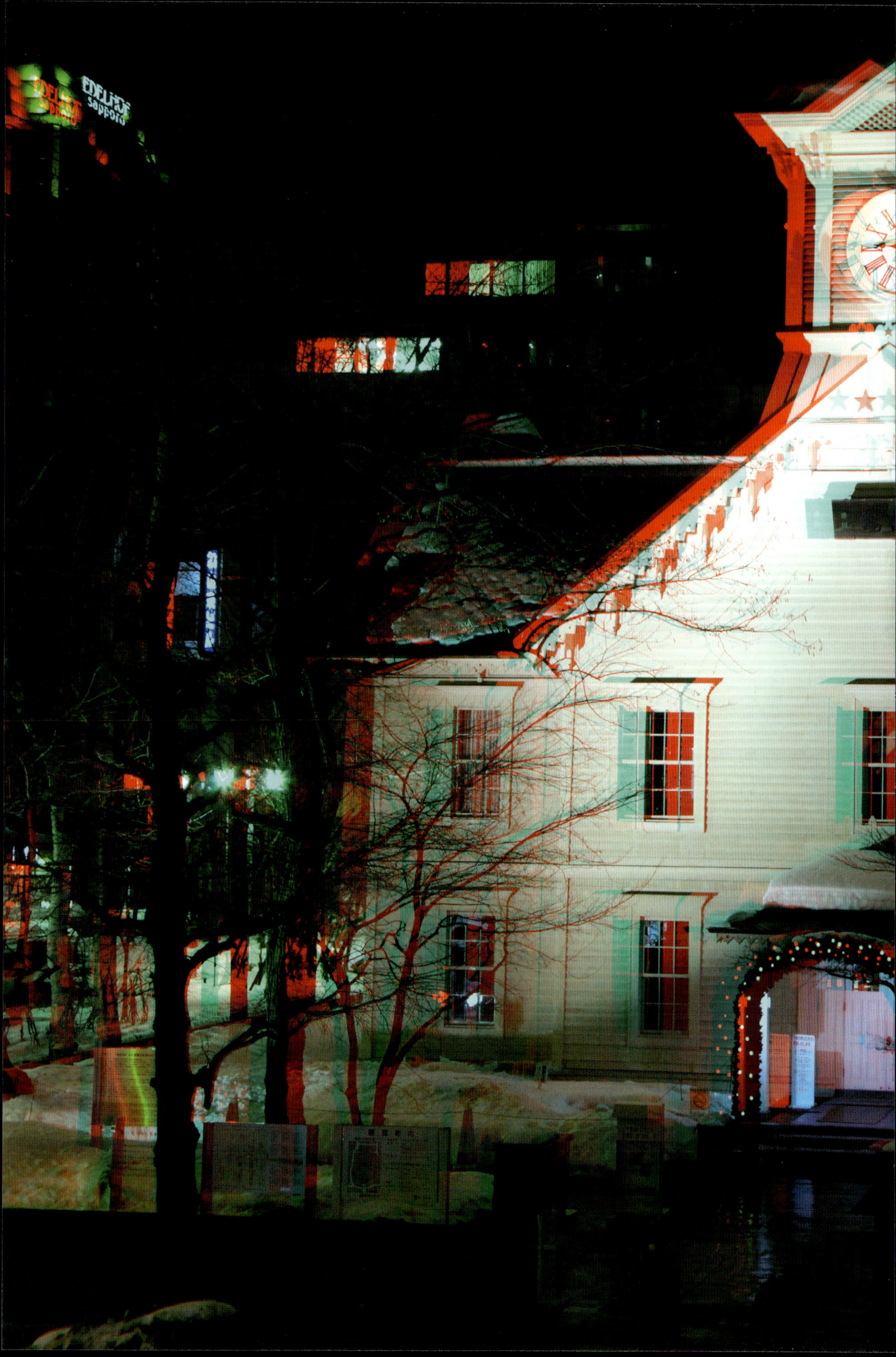
EDELHOF
sapporo

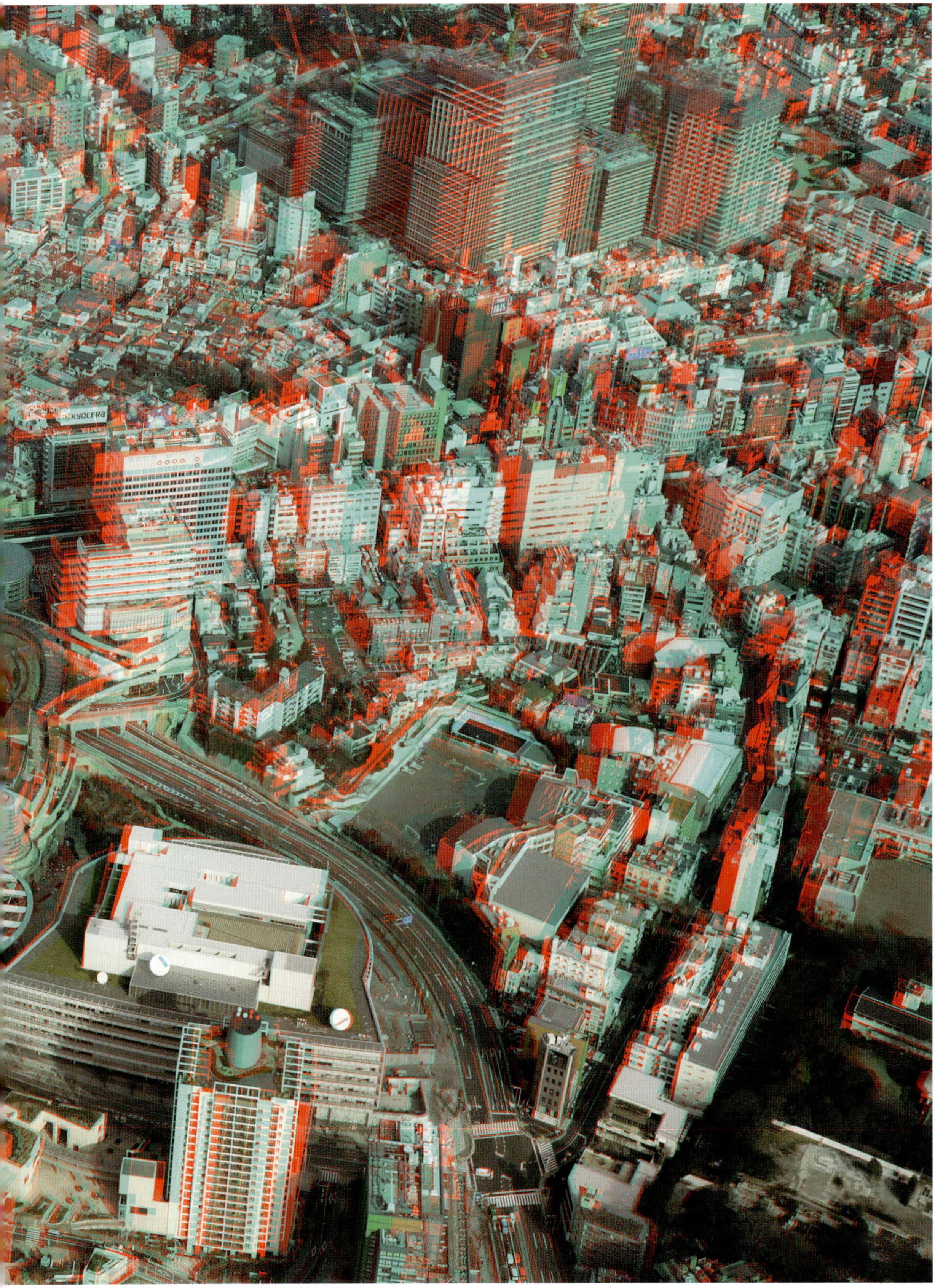
KYOCERA

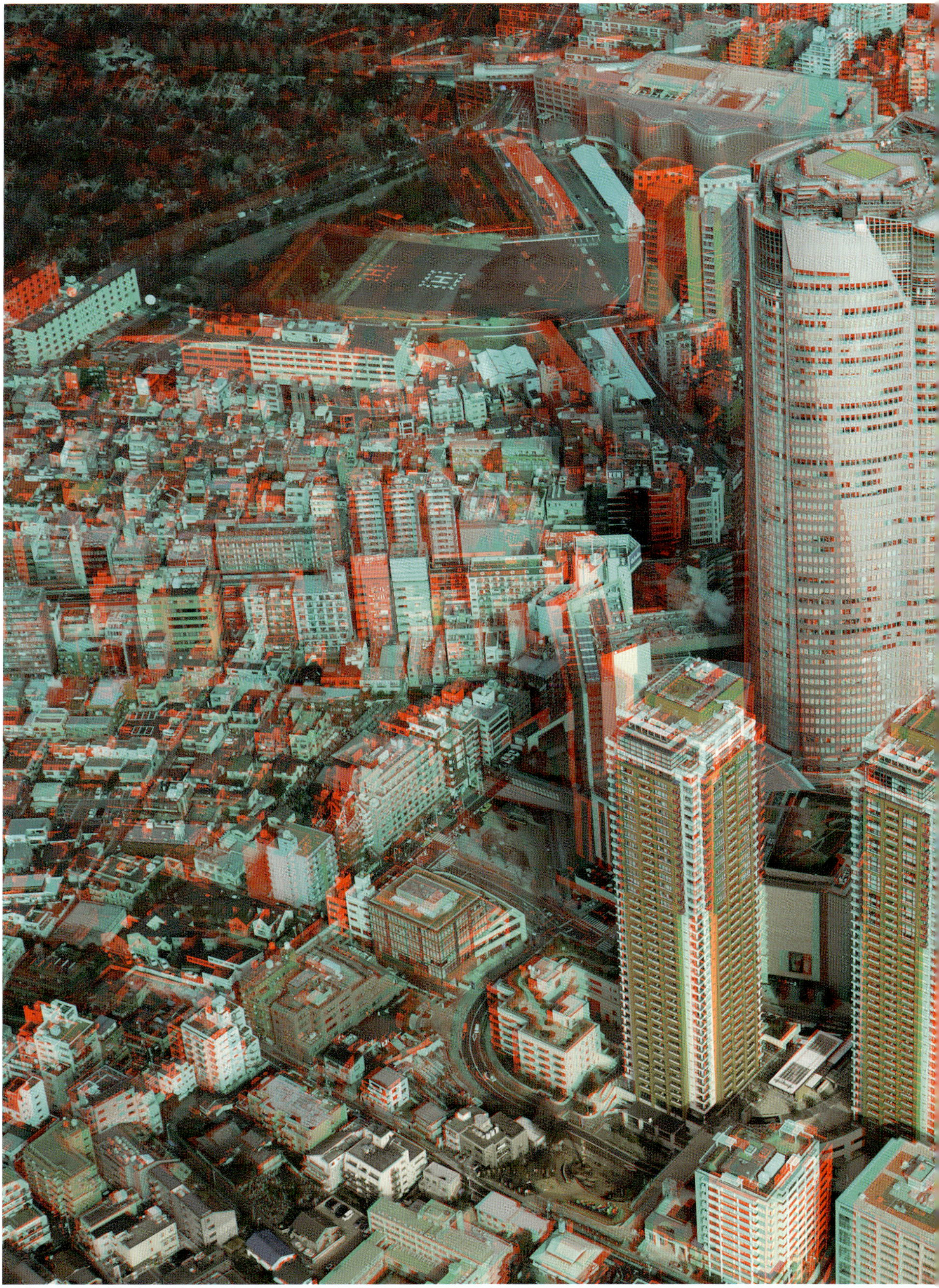

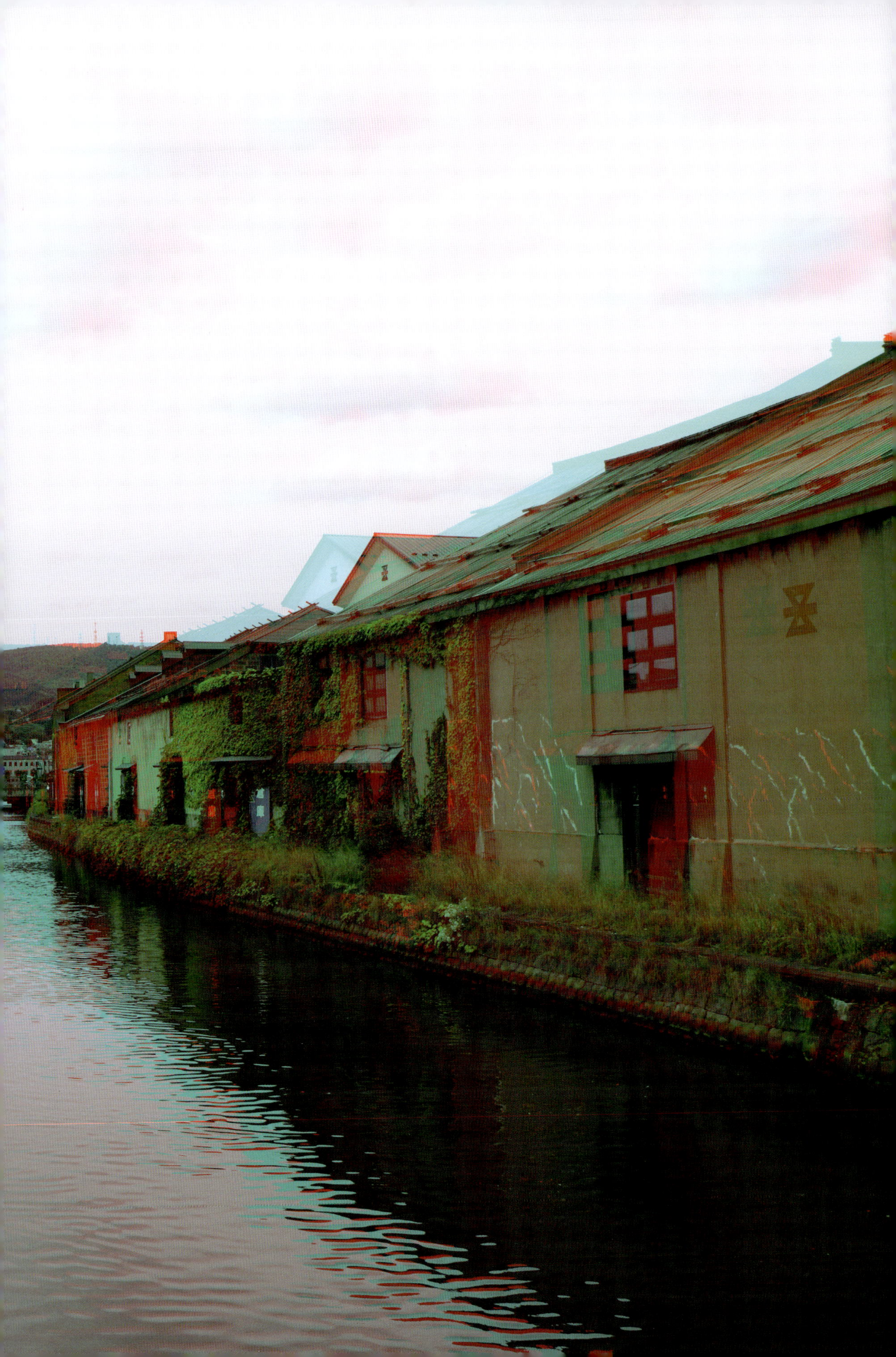

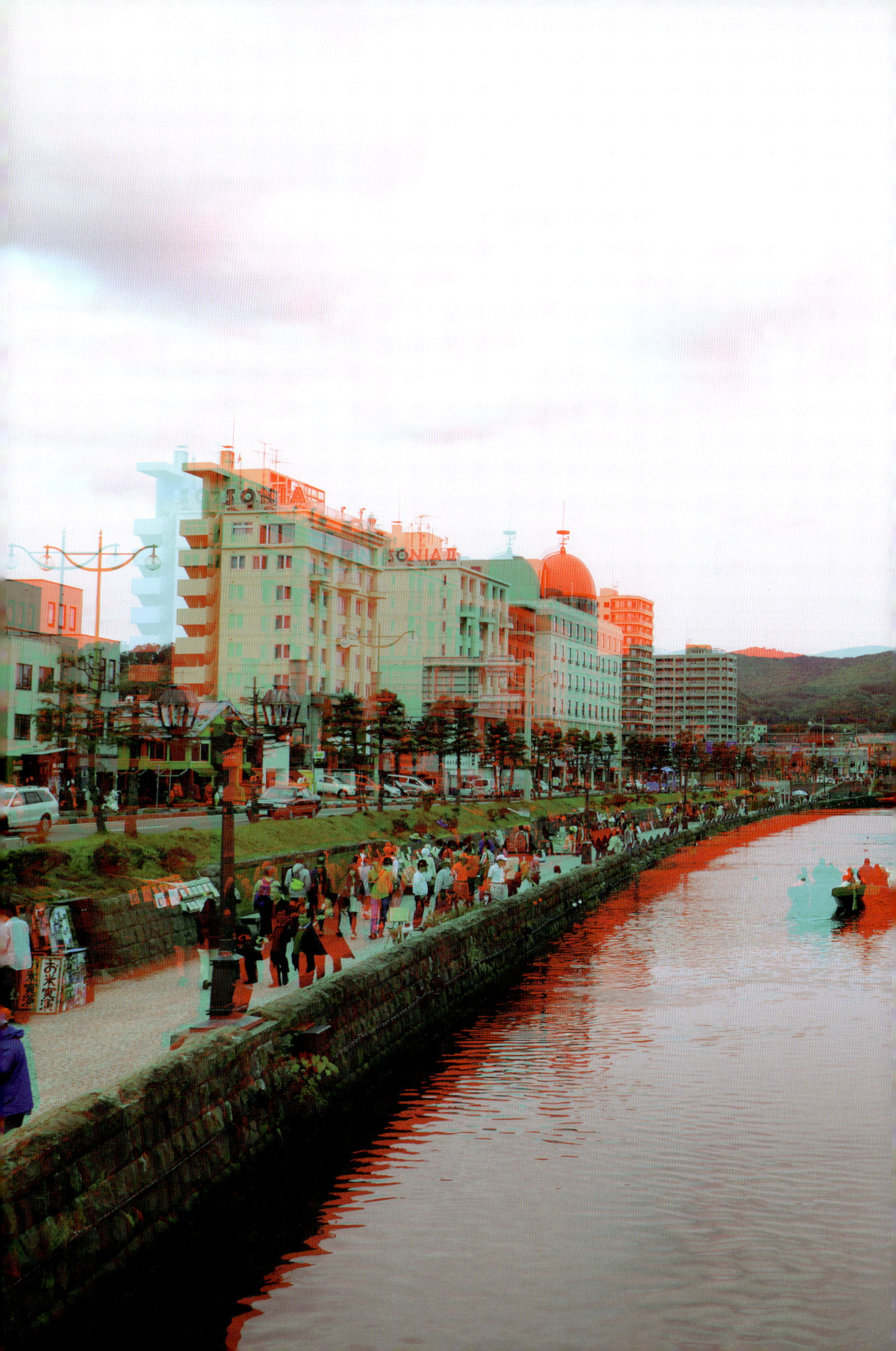
SONIA
SONIA II

トレーニングのやり方④

モン・サン＝ミシェル（フランス・ノルマンディー地方）

海の上に浮かぶ小島とその上に建つ修道院。カトリックの巡礼地でもある。

目を閉じ、記憶をよみがえらせる。

景色を目に焼き付けたら、今度は目をぎゅっと閉じて、「どんな景色だったか？」を頭の中に思い描きます。鮮明に思い描けるまで、くり返ししましょう。下まぶたと上まぶたを確実にくっつけることで、目の表面が潤いを取り戻します。

アムステルダムの運河（オランダ・アムステルダム）

レンガ造りの街並みにはりめぐらされた運河。「北のヴェネツィア」とも呼ばれる。

視点を行ったり来たりさせる。

ボートの船尾にある旗を起点として、橋の上を歩く人へ、遠くの空へ、白い建物の屋根へ、視点を行ったり来たりさせます。
ゆっくりとでもいいので、一つひとつにしっかりとピントを合わせることが大事。

シドニー上空（オーストラリア・ニュー サウス ウェールズ州）

世界で最も美しいといわれる都市のひとつ。黄金色の塔はシドニータワー。

視点を波のように動かす。

左上の空からはじめましょう。視点を下ろして高層ビルへ、それから手前の森へ。今度は視点を上げて高層ビルへ、そしてまた空へ。右に向かって、視点を波のように動かしながら、景色をくまなく観察し、目の緊張をほぐします。

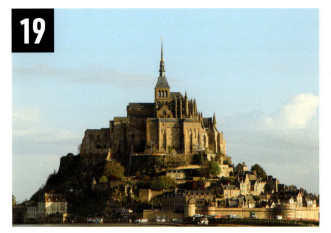

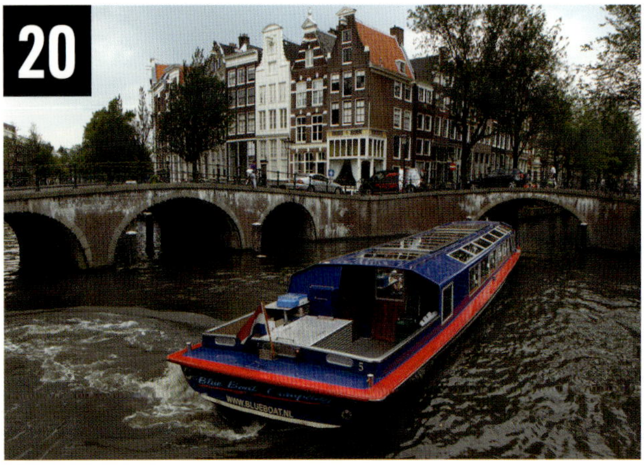

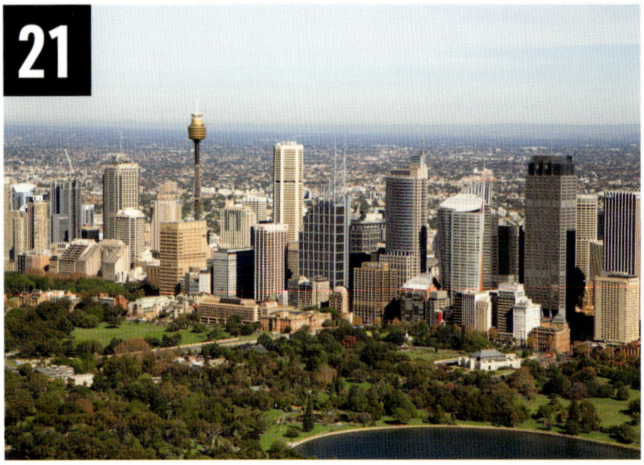

22

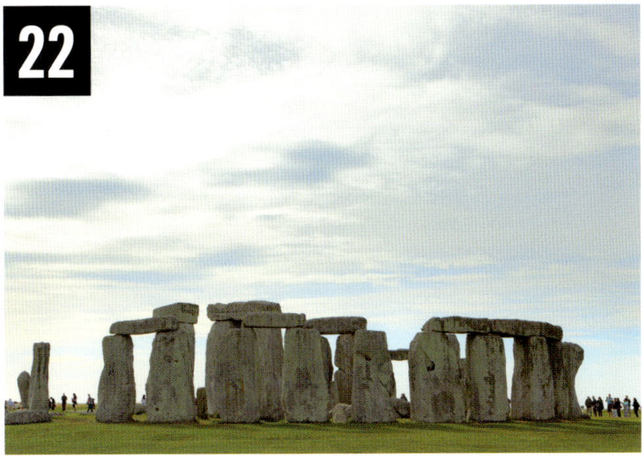

ストーンヘンジ（イギリス・ソールズベリー）

平野に突如現れる巨石建造物。
遺跡が造られた目的はいまだに謎。

見えない部分も見ようとする。

観光客の一人になったつもりで、視点だけで、遺跡のアーチをくぐり抜けていきましょう。
見えないところは想像力を働かせて。
まばたきを忘れないようにしてください。

23

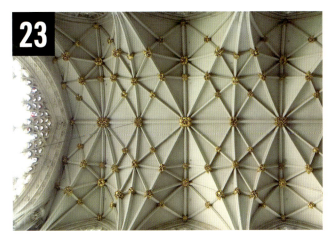

ヨーク・ミンスターの天井（イギリス・ヨーク）

北ヨーロッパ最大級のゴシック聖堂。圧倒的な高さの天井にステンドグラスの淡い光。

1点凝視で、首だけを動かす。

視点をどこか1点に固定しましょう。
そのまま首だけを上下左右にぐいぐい、それから大きな円を描くように、動かして。
見たいものの動きに合わせ、眼球を保持する力をきたえます。

24

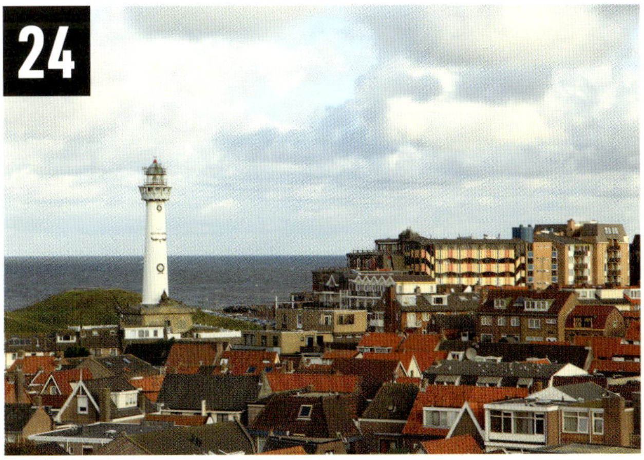

エグモント・アーン・ゼー（オランダ・ベルゲン）

芸術家が愛するリゾート。
画家や建築家、作家などの足跡が刻まれている。

他に意識を向けつつ、遠くを眺める。

オレンジ屋根の家並みや灯台、大きな白い雲を意識しながら、視点は水平線をスライドさせましょう。
遠距離にピントを合わせ続けることで、目の筋肉をゆるませます。

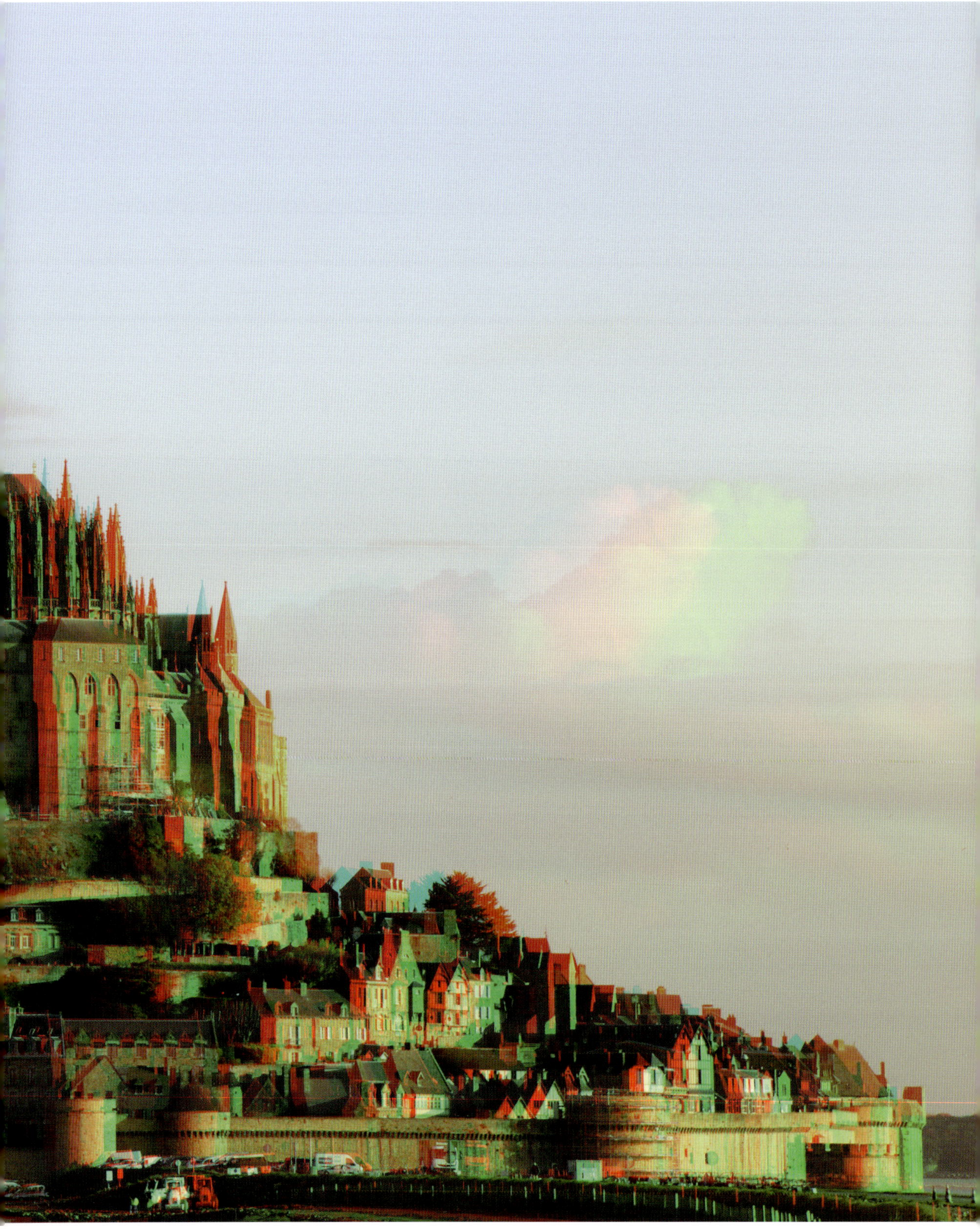

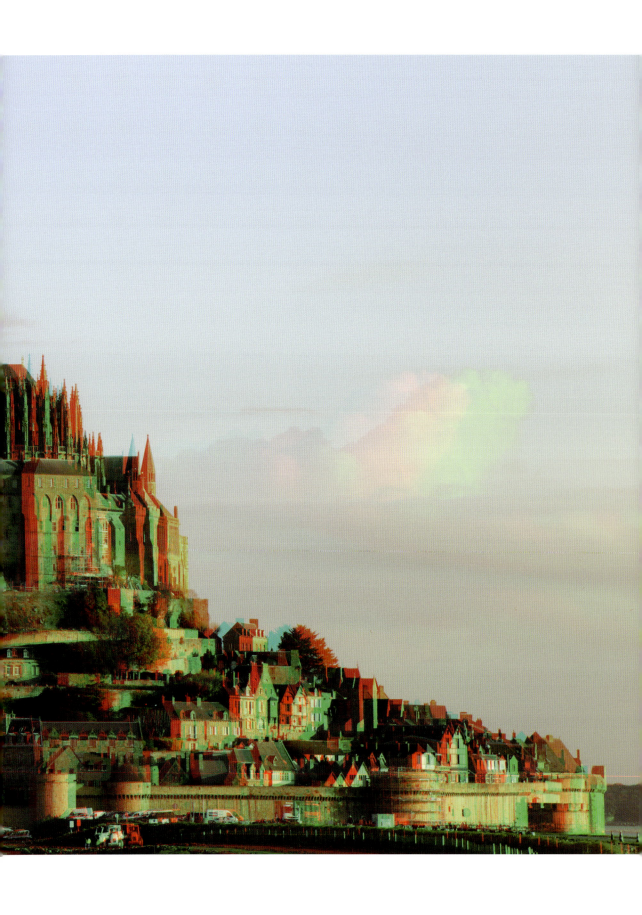

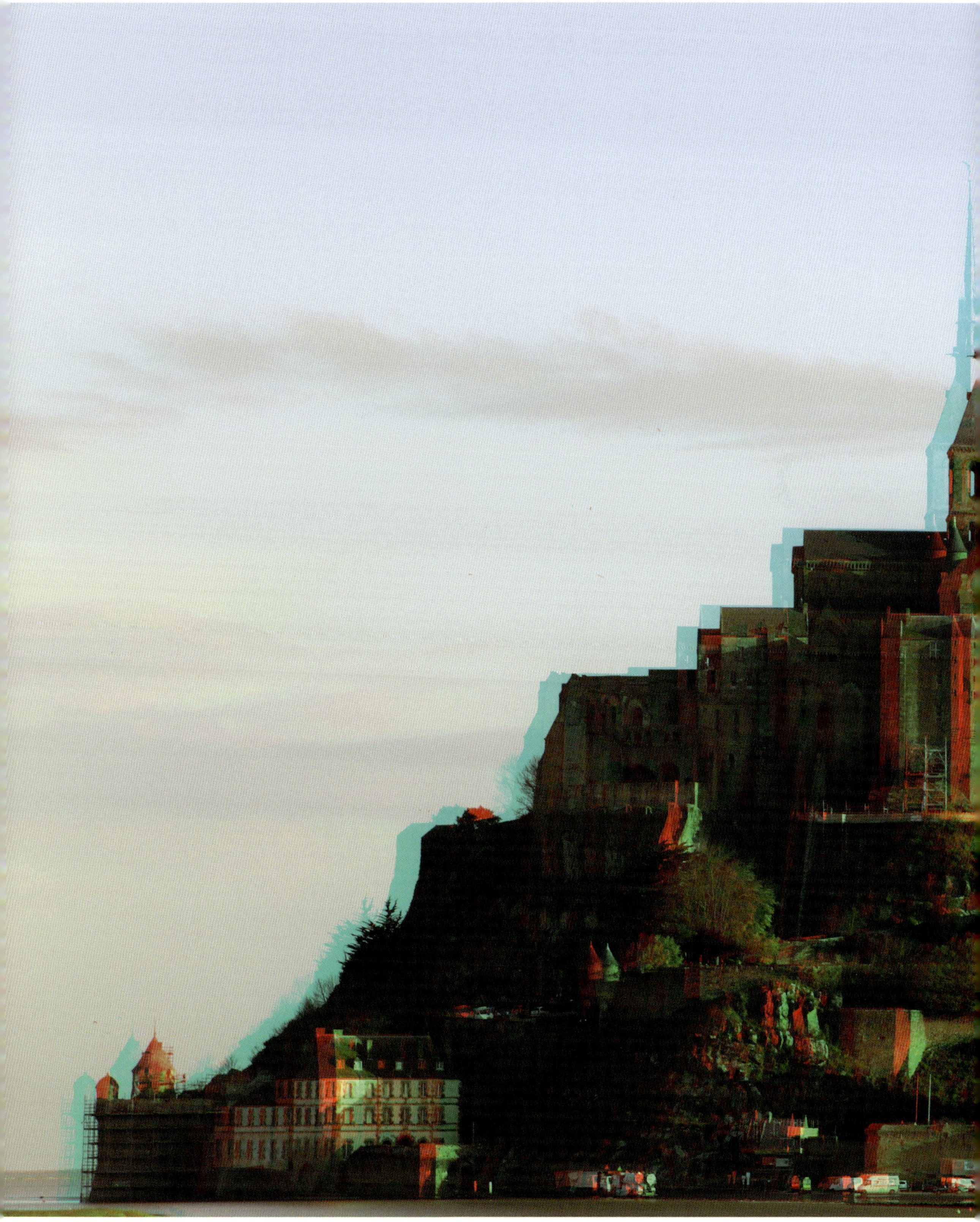

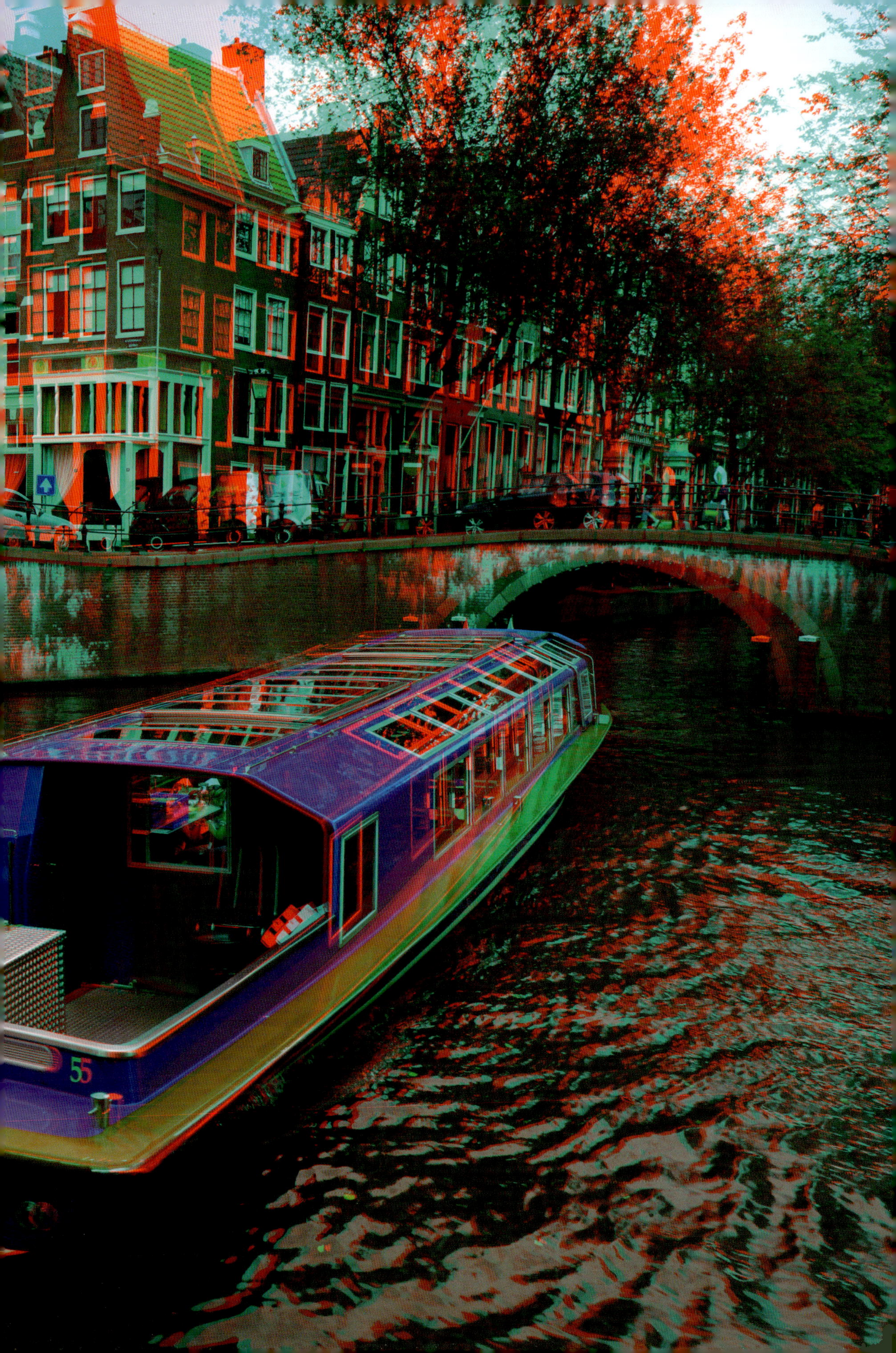
55

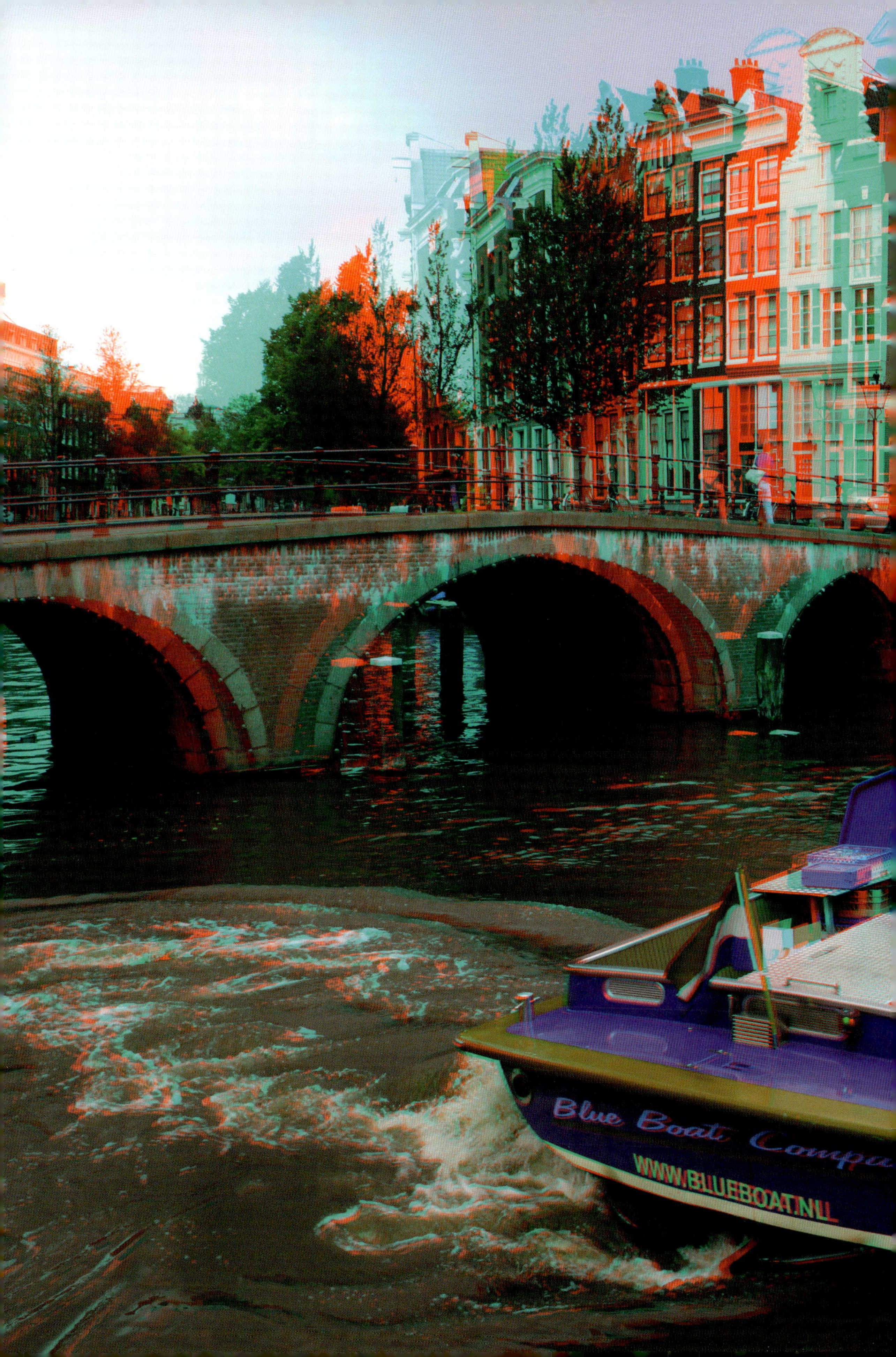
Blue Boat
WWW.BLUEBOAT.NL

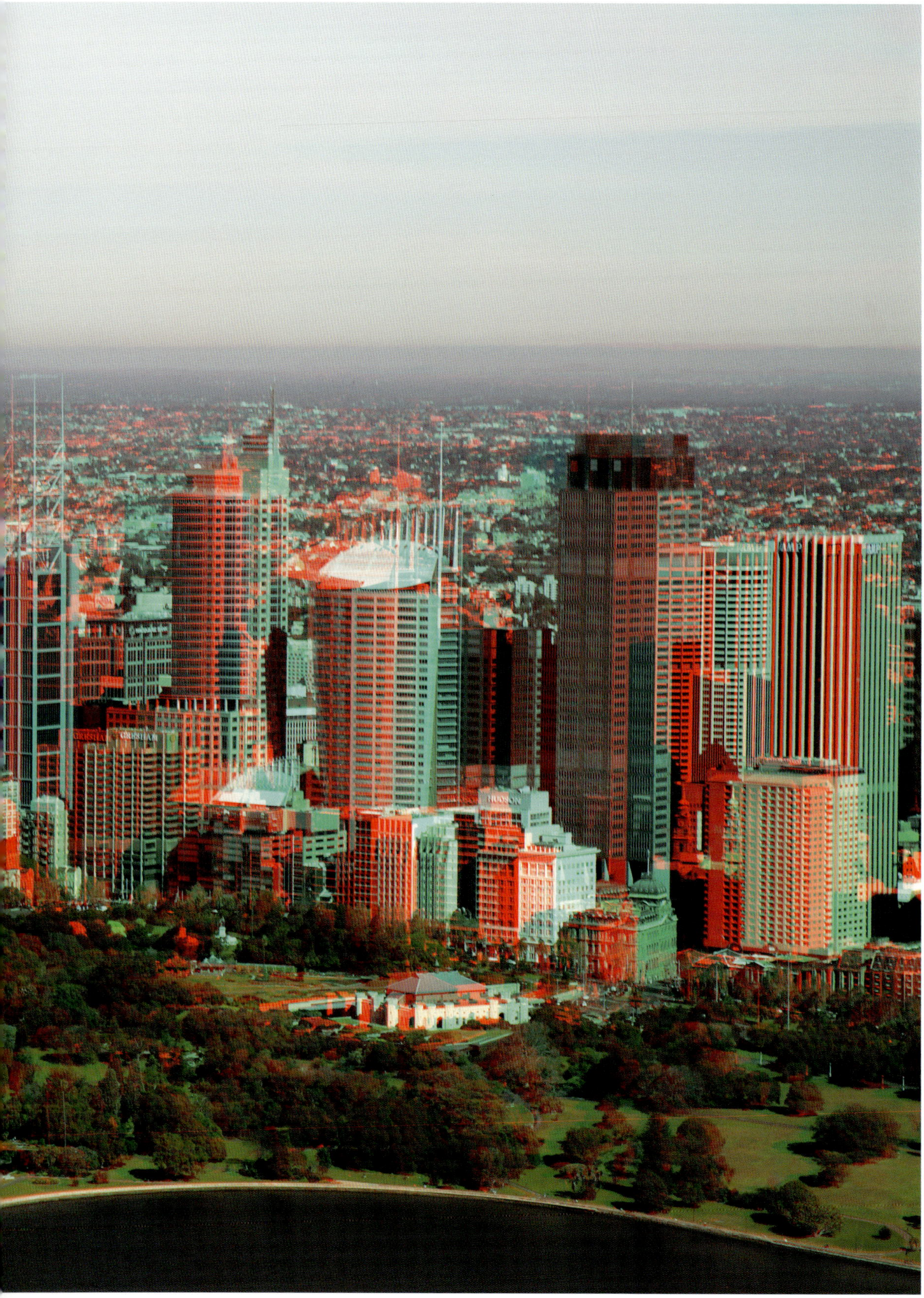
AMP
GRESHAM
HUDSON

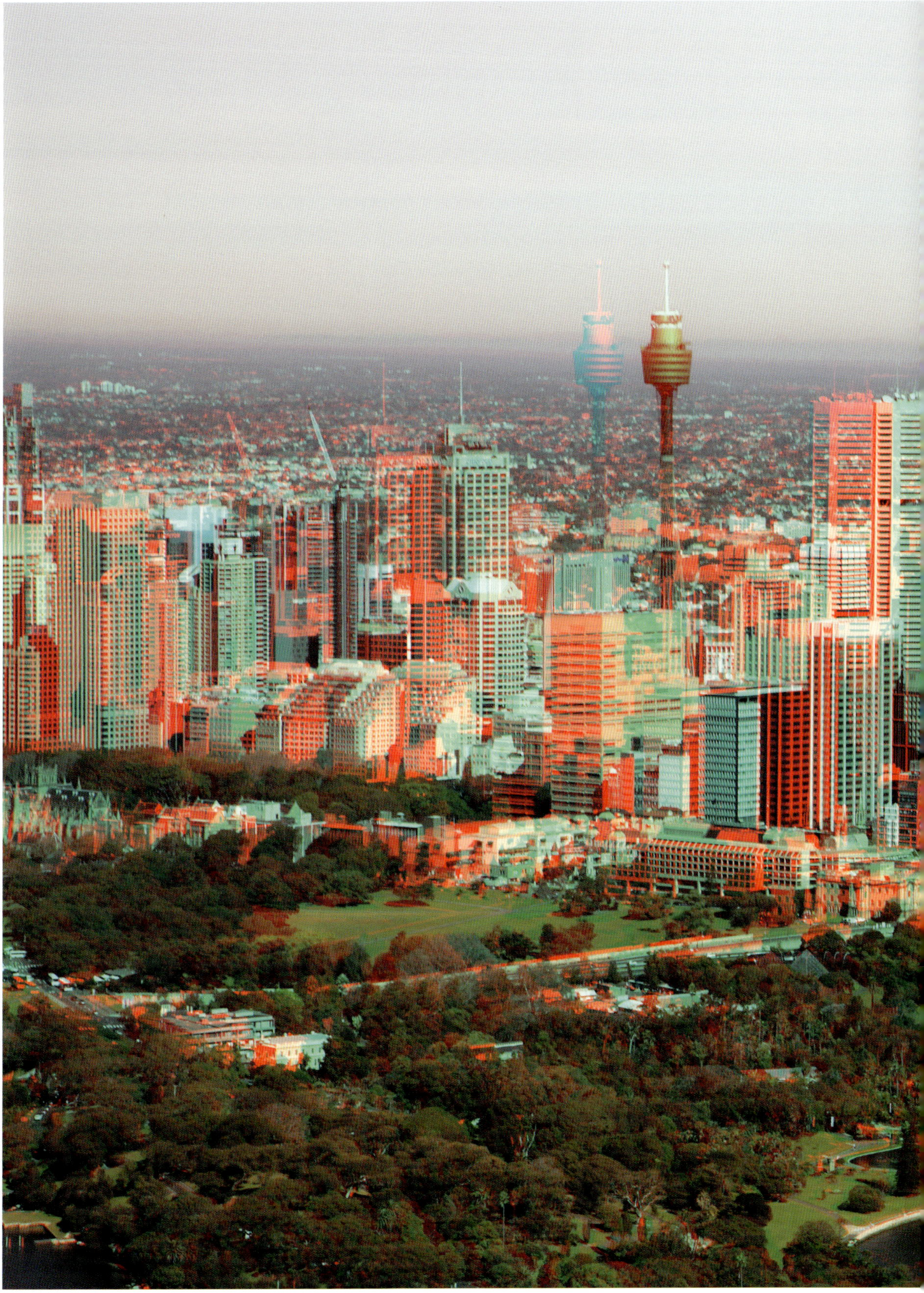

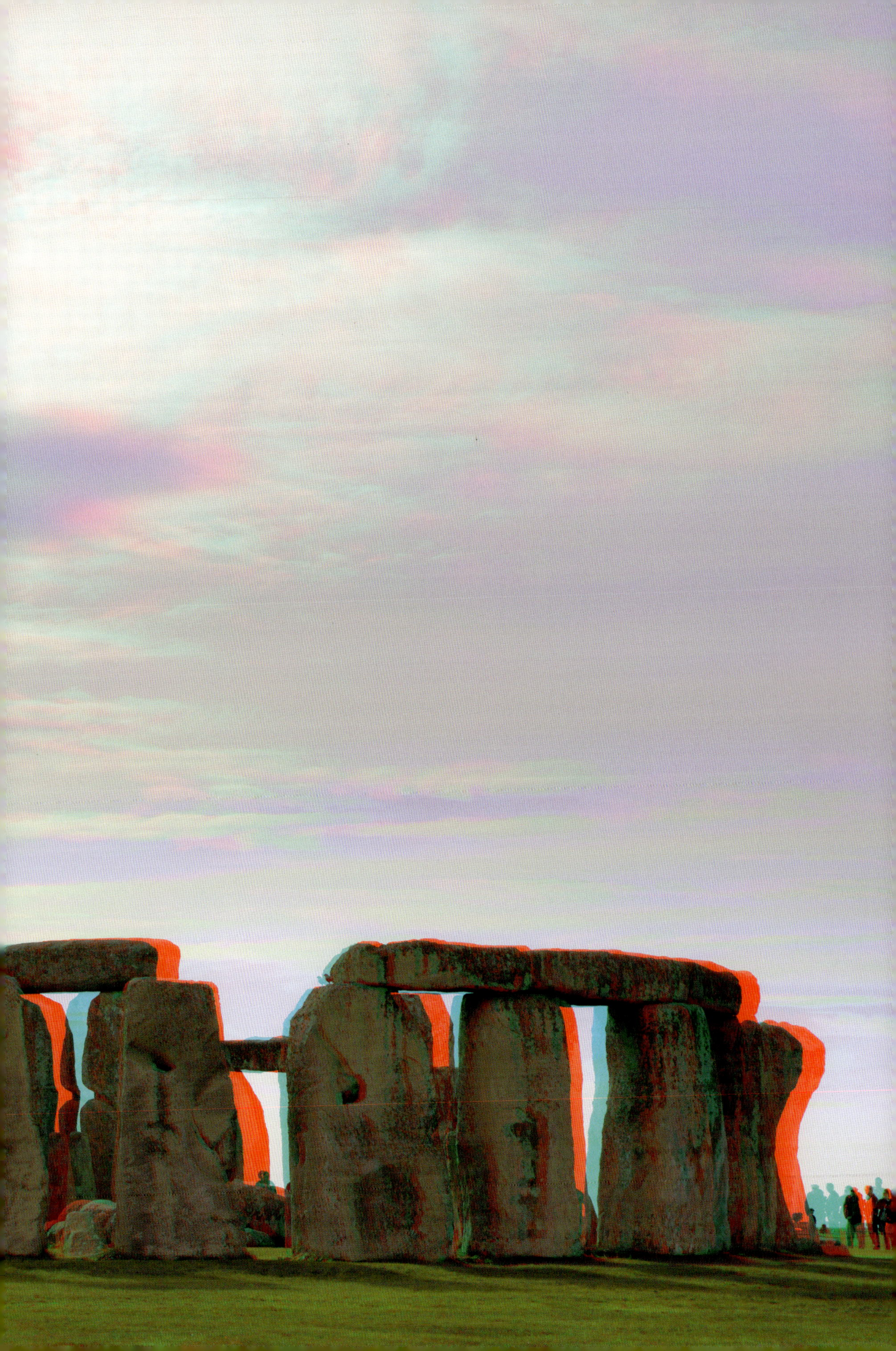

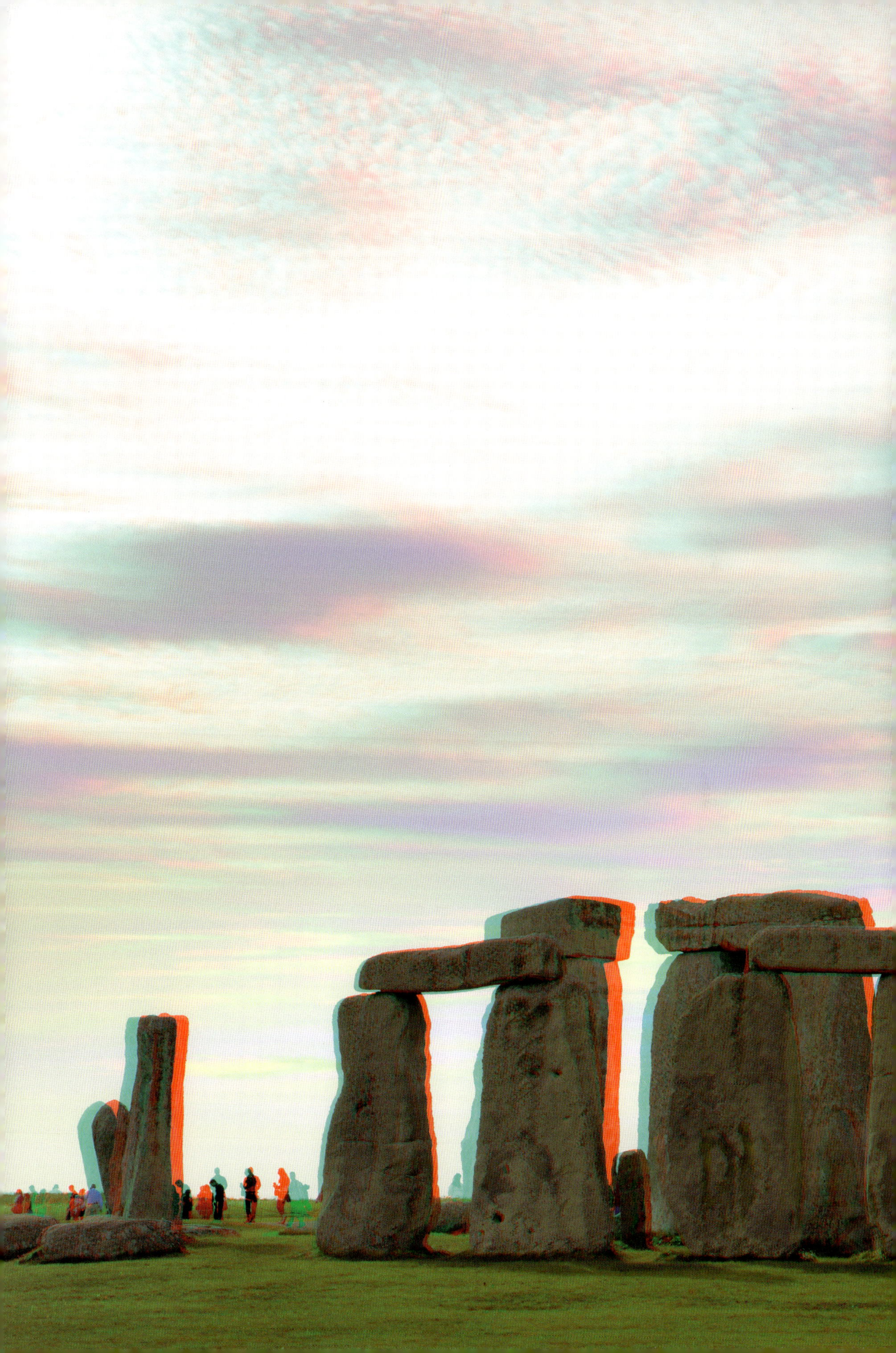

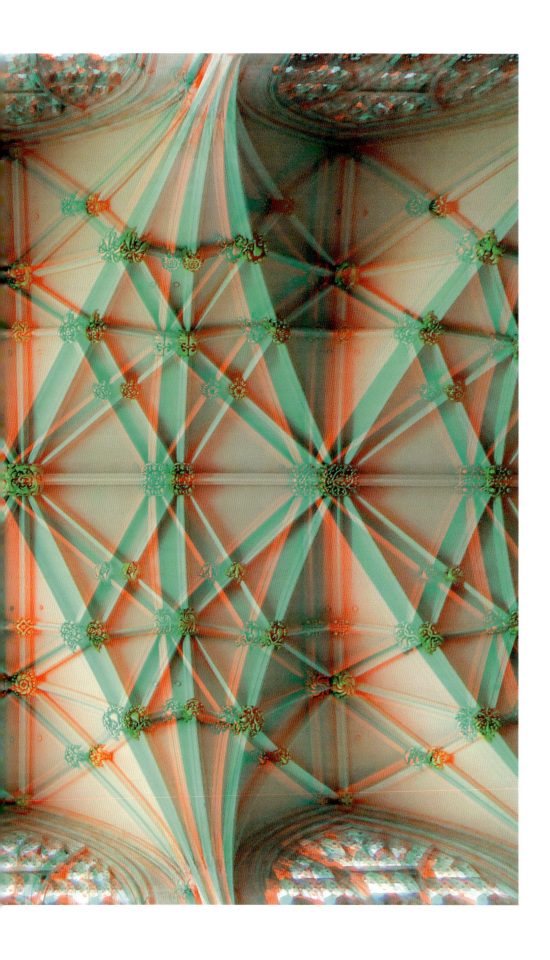

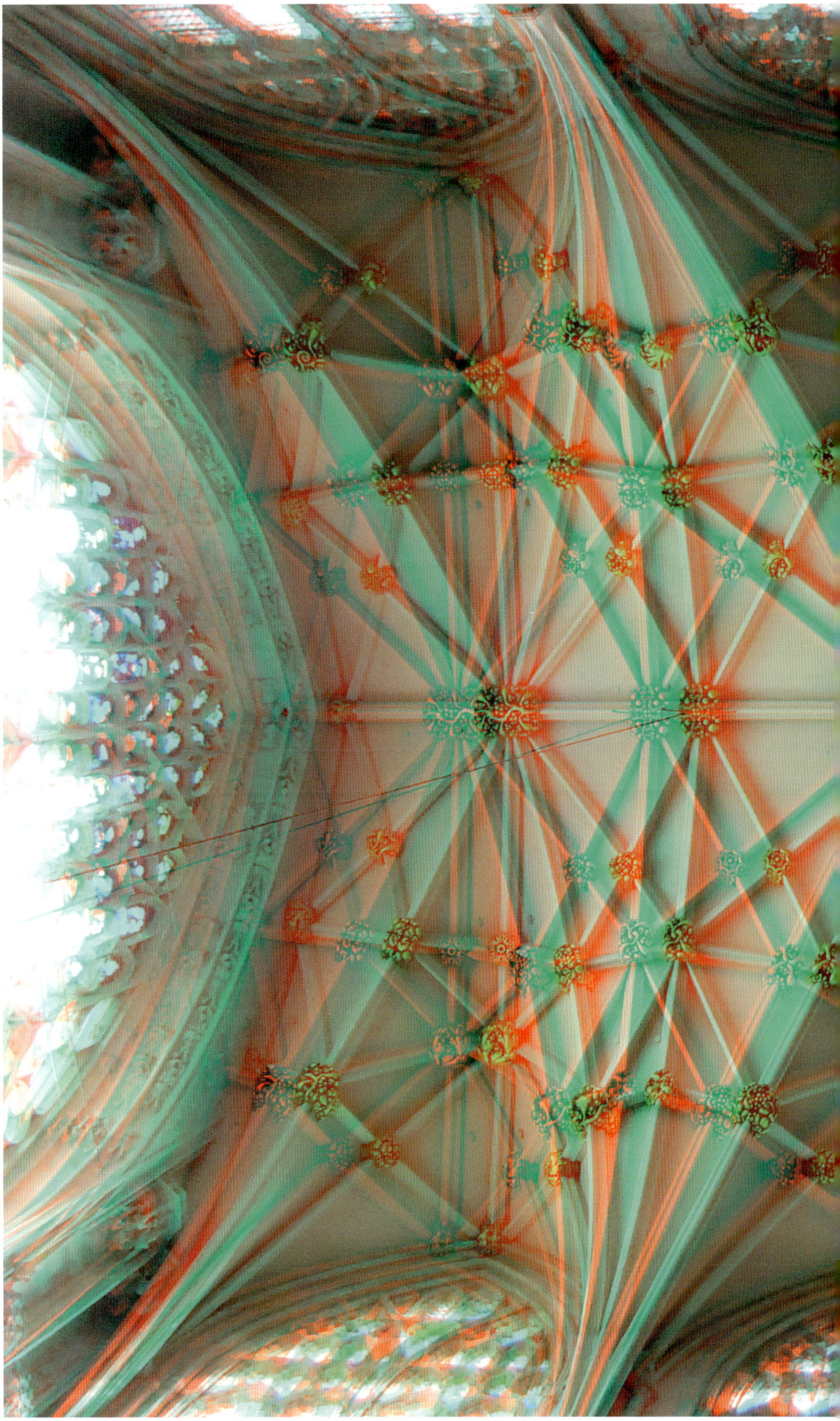

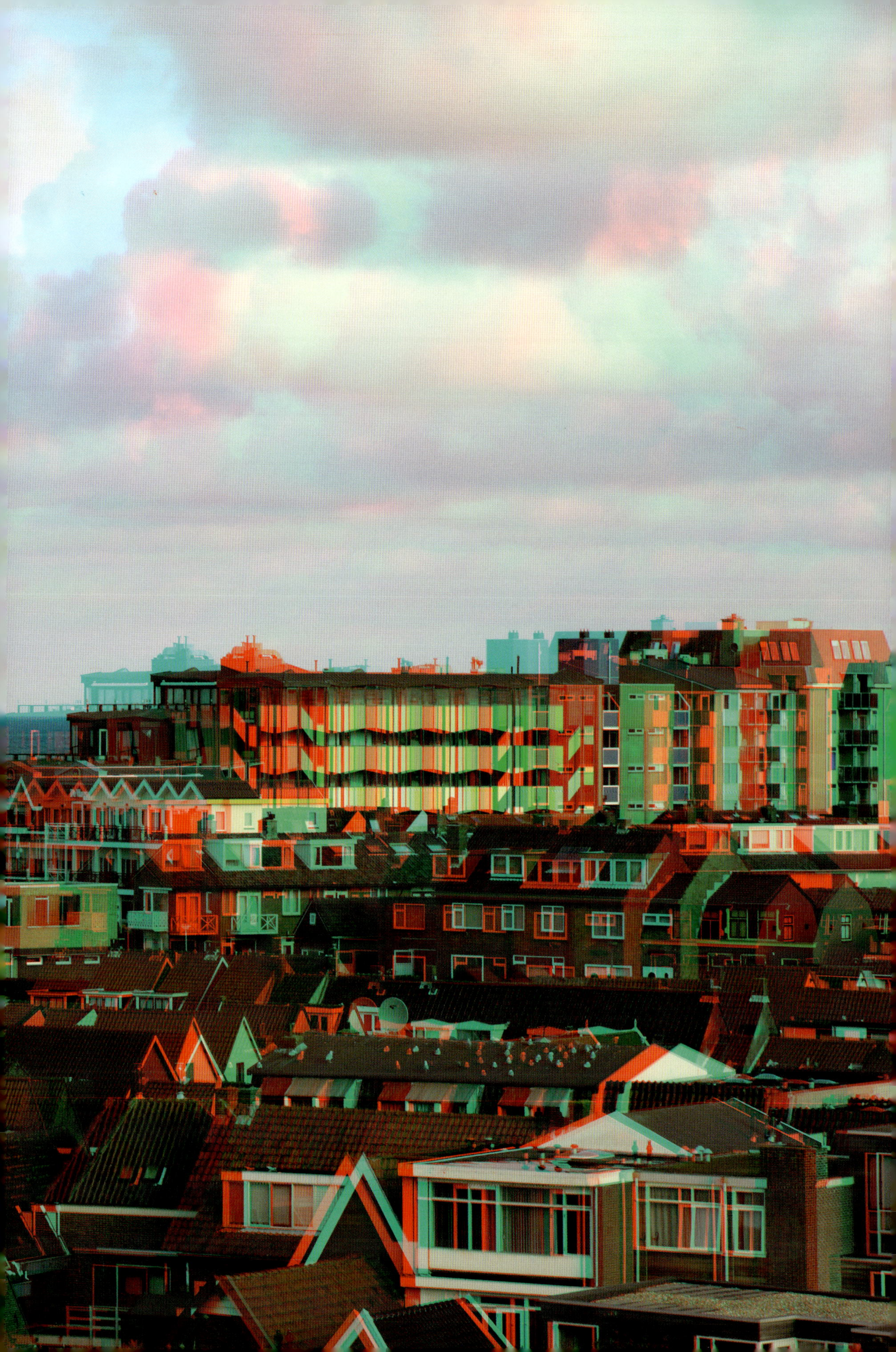

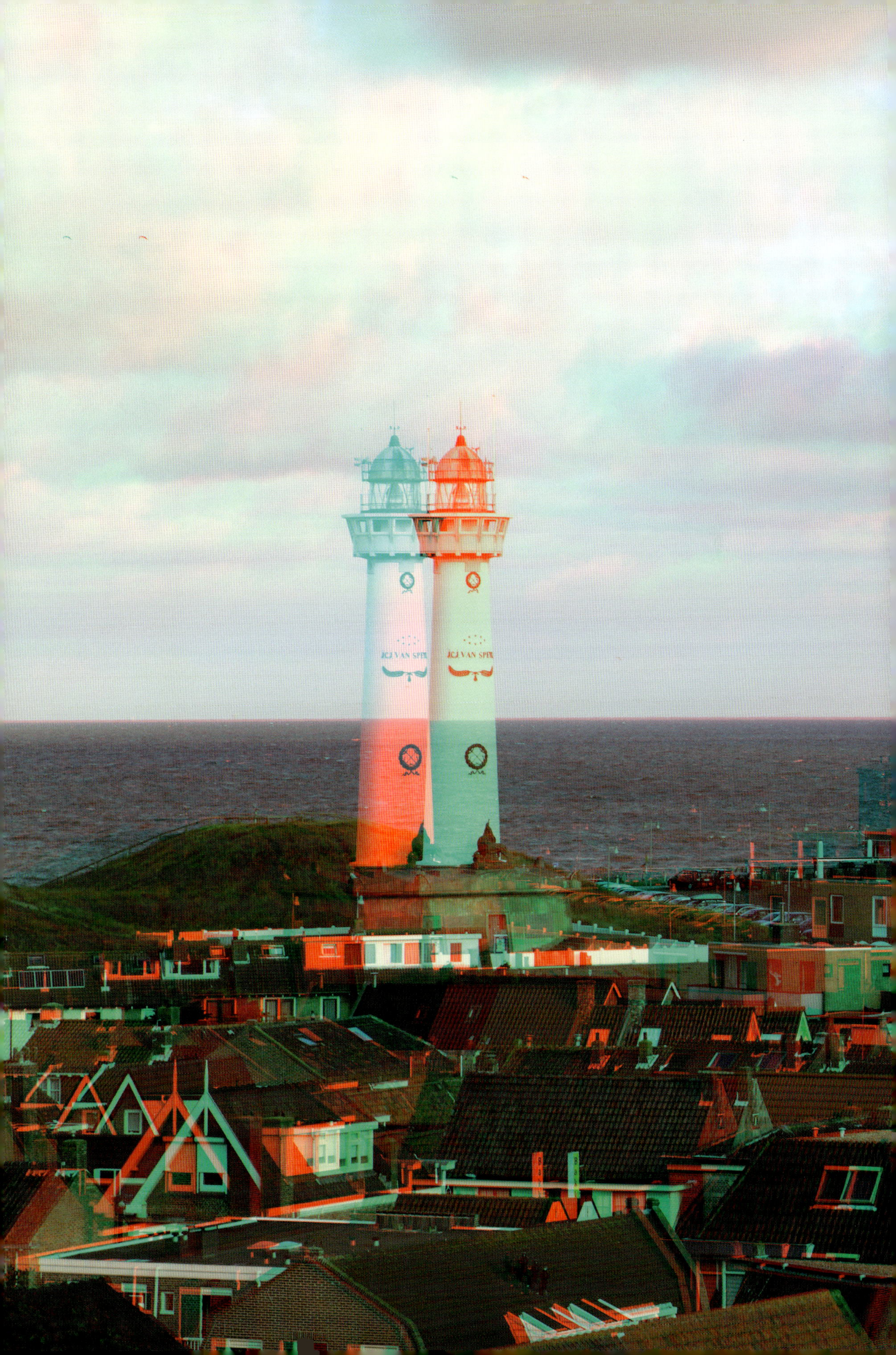

トレーニングのやり方⑤

25

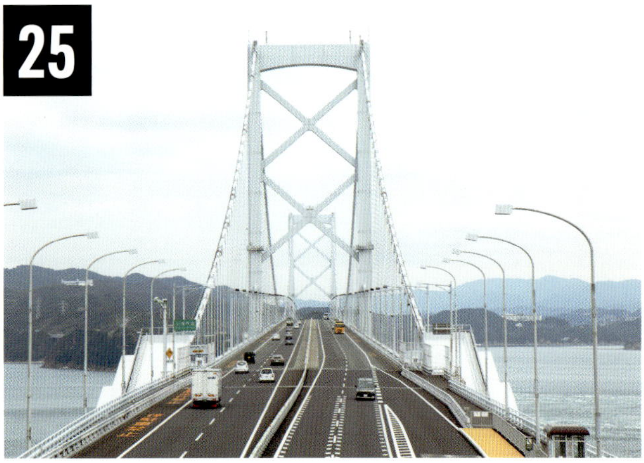

大鳴門橋（兵庫県と徳島県）

うず潮で有名な鳴門海峡を渡る吊り橋。
四国と本州をつなぐ。

焦点を当てる距離を変える。

視点の先に「自分の車」があるとイメージしましょう。左の車線を通って、橋をなるべくゆっくり渡り切ったら、右の車線を通って、橋をなるべくゆっくり戻ってきてください。
目がピントを合わせる力を強めます。

26

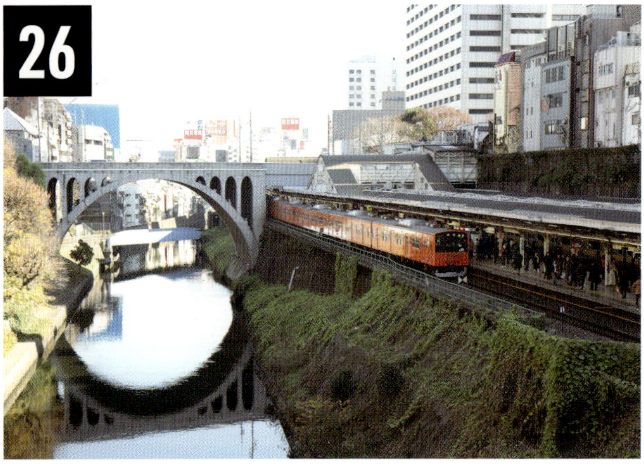

JR御茶ノ水駅（東京都・千代田区）

橋と川に囲まれた駅。
アーチ型の聖橋は水面に映ると円状に。

いつもとちがう見方をする。

ホームに立っている人々をつぶさに観察したら、遠くに見えるビルの看板に目を向けましょう。目をふだんとちがう使い方をすることで、目の筋肉がより活発に動けるようにします。

27

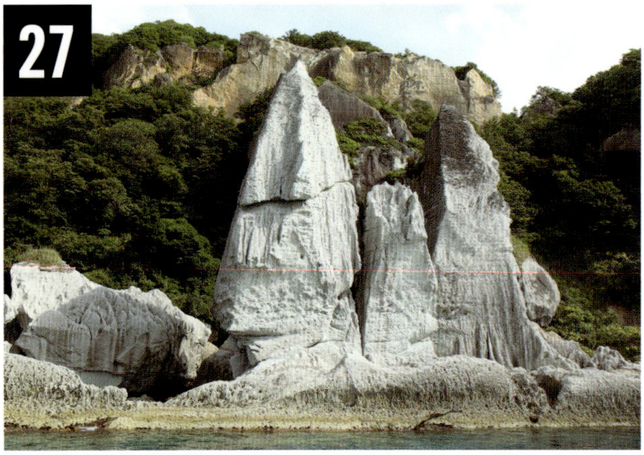

仏ヶ浦（青森県・下北半島）

複雑な自然の造形。仏像のような奇岩が
約2キロにわたって連なる。

「遠く」「近く」「手元」を順に。

遠くの岩山に3秒、手前の岩山に3秒。
それから赤青シートをはずして、自分の手元に3秒。それぞれ順番に視点を移しましょう。
焦点距離をひんぱんに変えることによって、目の筋肉を動かしていきます。

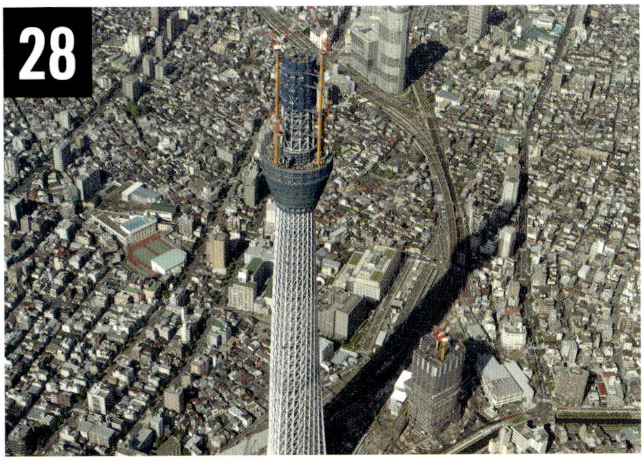

東京スカイツリー（東京都・墨田区）

高さ634メートルの電波塔。
「展望」ではなく「天望」という言葉を用いる。

姿勢を正して見る。

タワーのように背筋をぴんと伸ばして、本をまっすぐに離して見てみましょう。
姿勢を正すことによって、目と対象物の距離に左右差が生まれにくくなり、目の負担を減らすことができます。

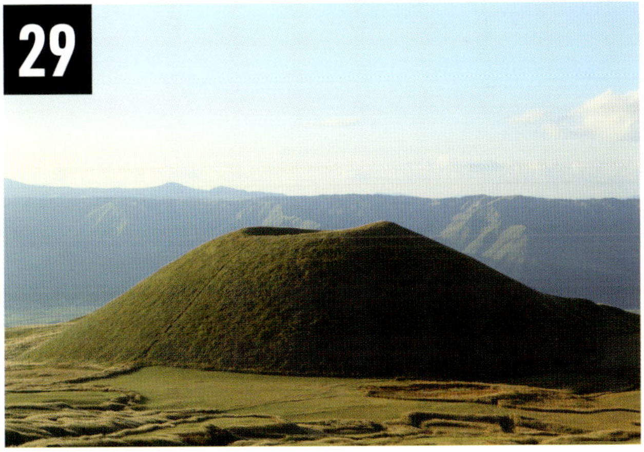

阿蘇山の米塚（熊本県・阿蘇地方）

火山の石が積み重なってできた丘。
ひとすくいしたあとの米の山に見立てた。

遠くを見る癖をつける。

丘の全景をしばらく眺めたあと、すばやく遠くの山を見る、というアクションをくり返します。
いつ、どんな場所にいても、なにかにつけ「遠くの景色を眺める習慣」さえあれば、視力の衰えを遅らせることができます。

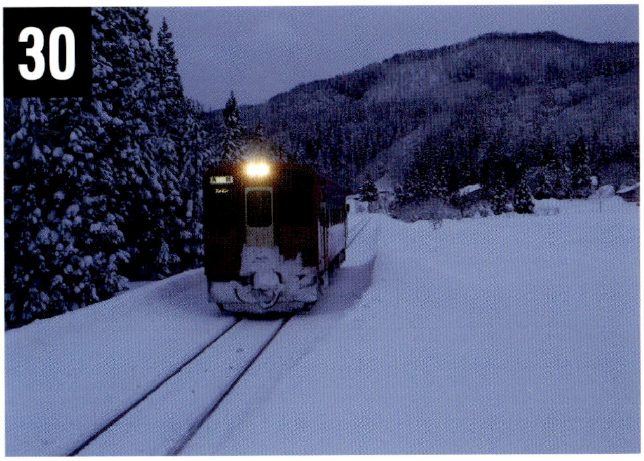

秋田内陸縦貫鉄道（秋田県・北秋田市から仙北市）

里山の中を走る小さな列車。
車窓にはいわゆる「日本の原風景」が広がる。

景色をじっくり観察する。

木立を一本一本数えるつもりで、雪山をじっくり観察しましょう。
遠くに焦点を合わせ続けることで、寄り目がちになっている目を元に戻し、視力低下や、目の疲れやすさを防ぎます。

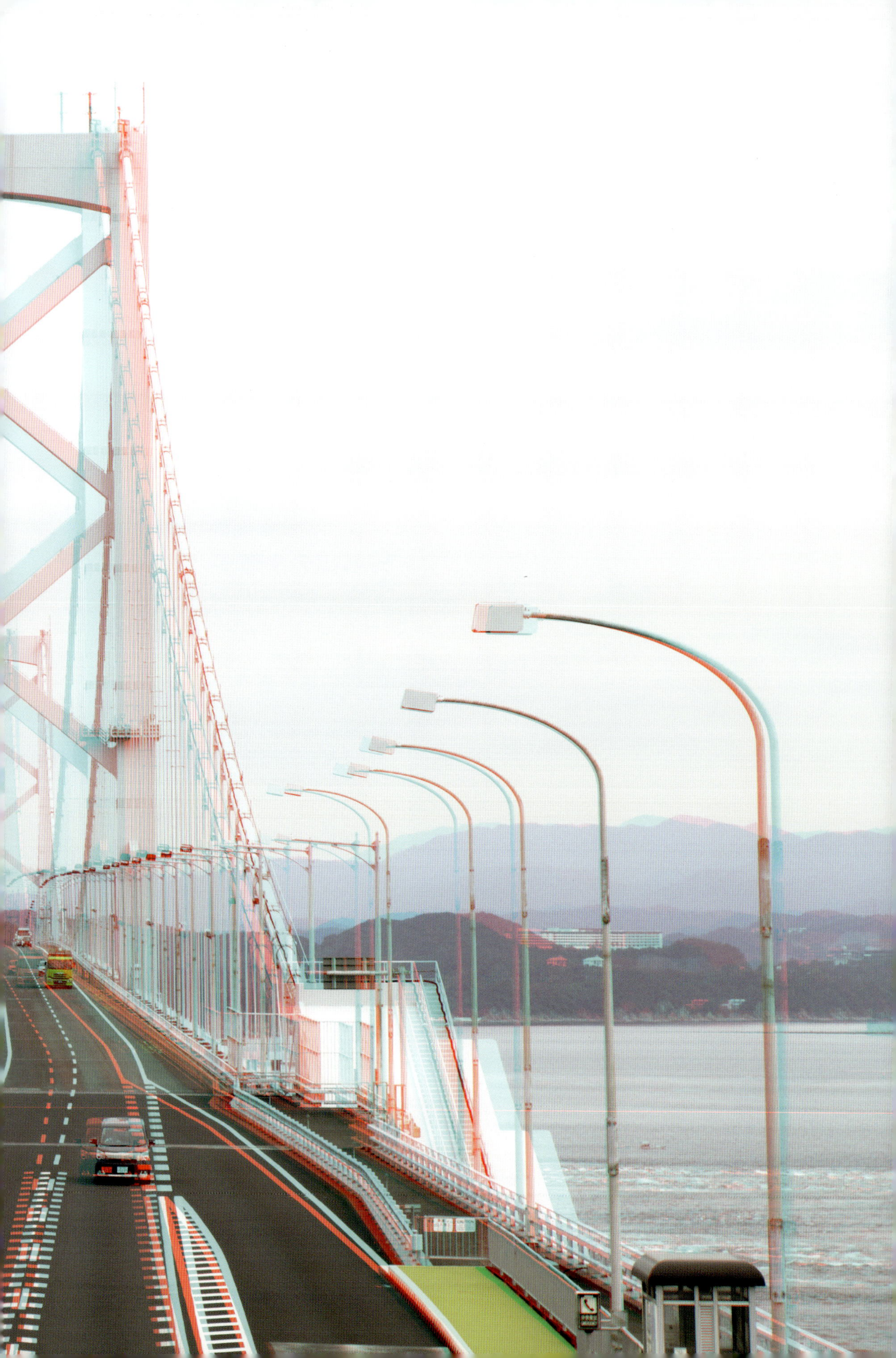

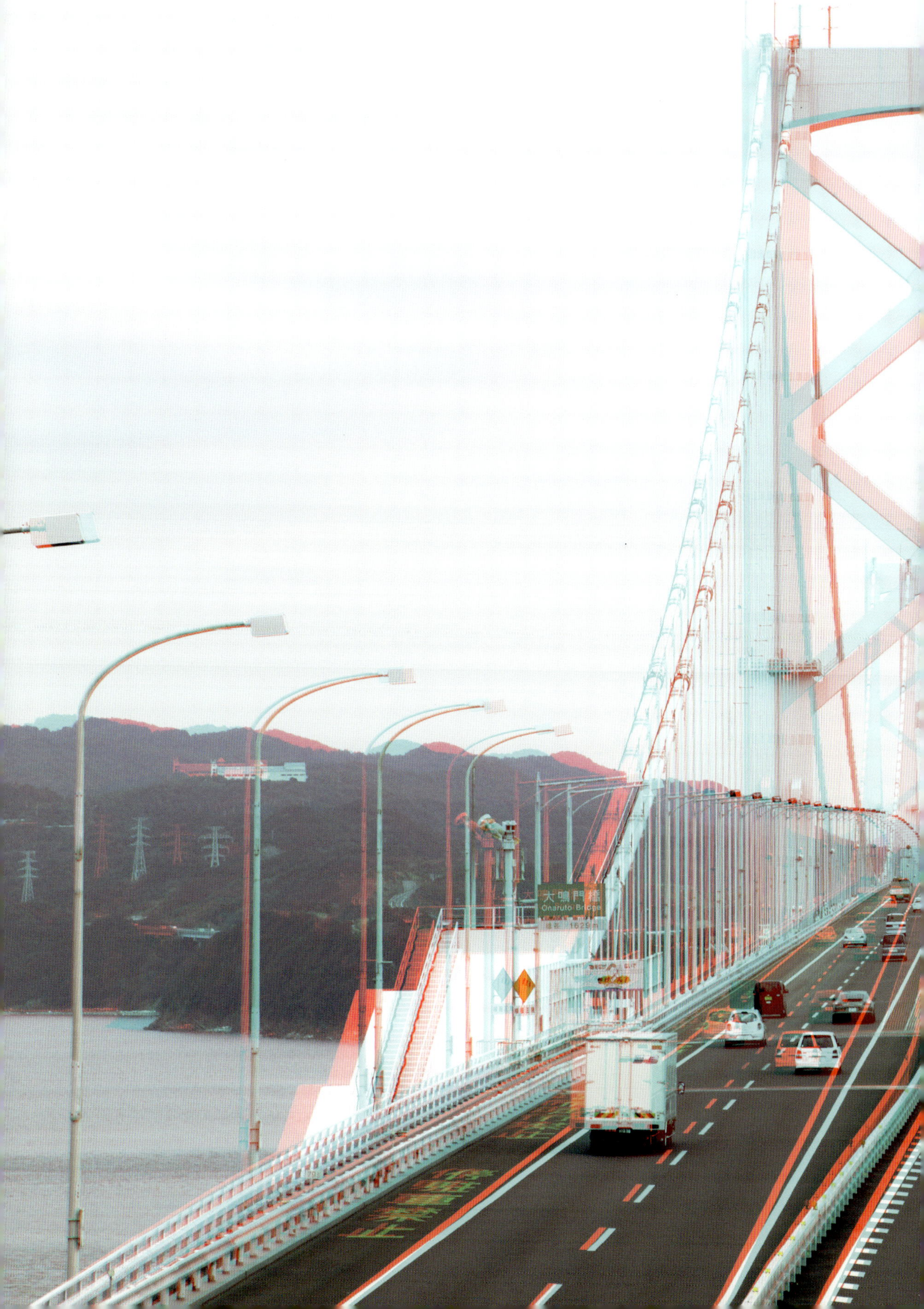
大鳴門橋
Onaruto
1629m

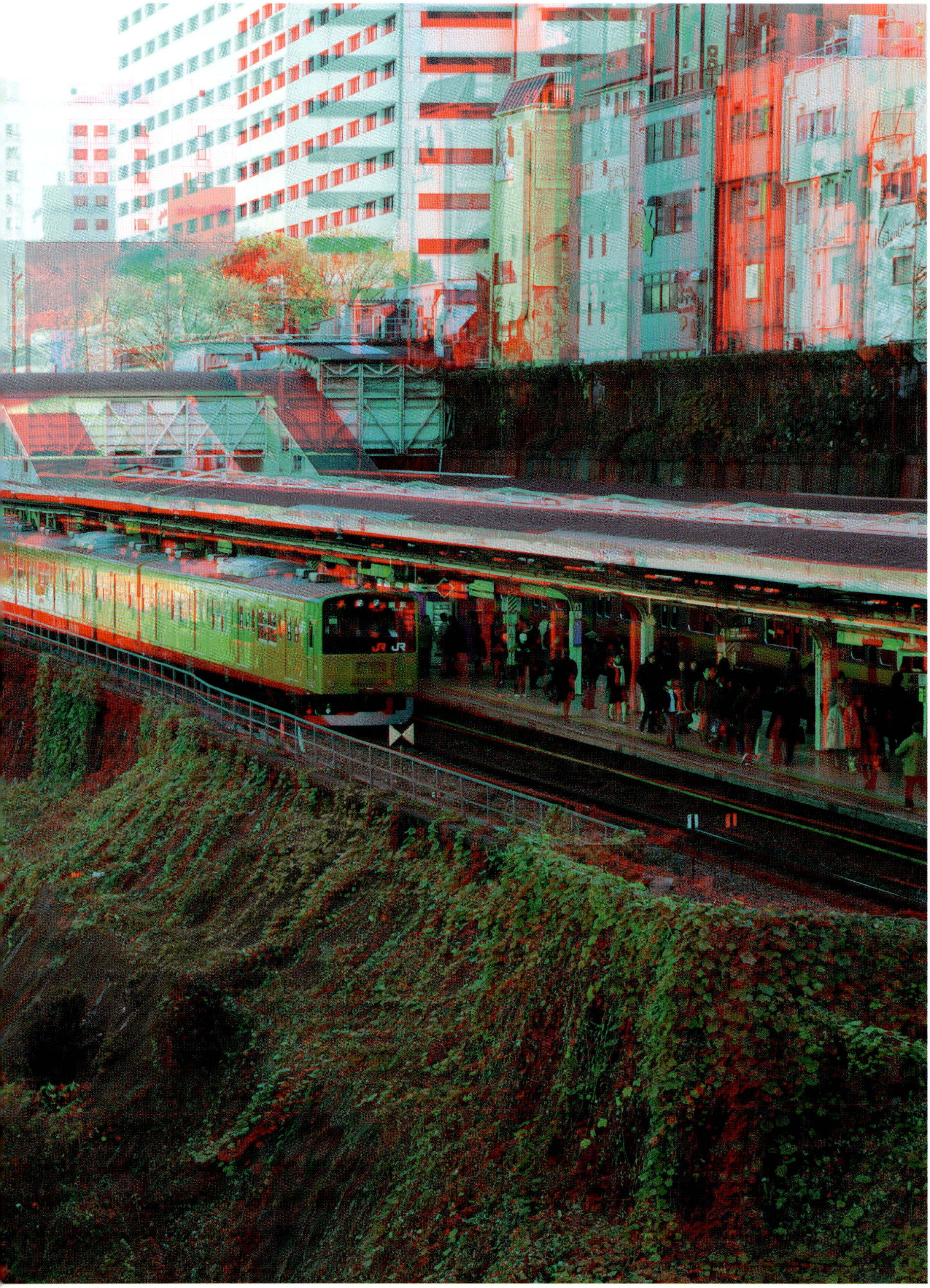

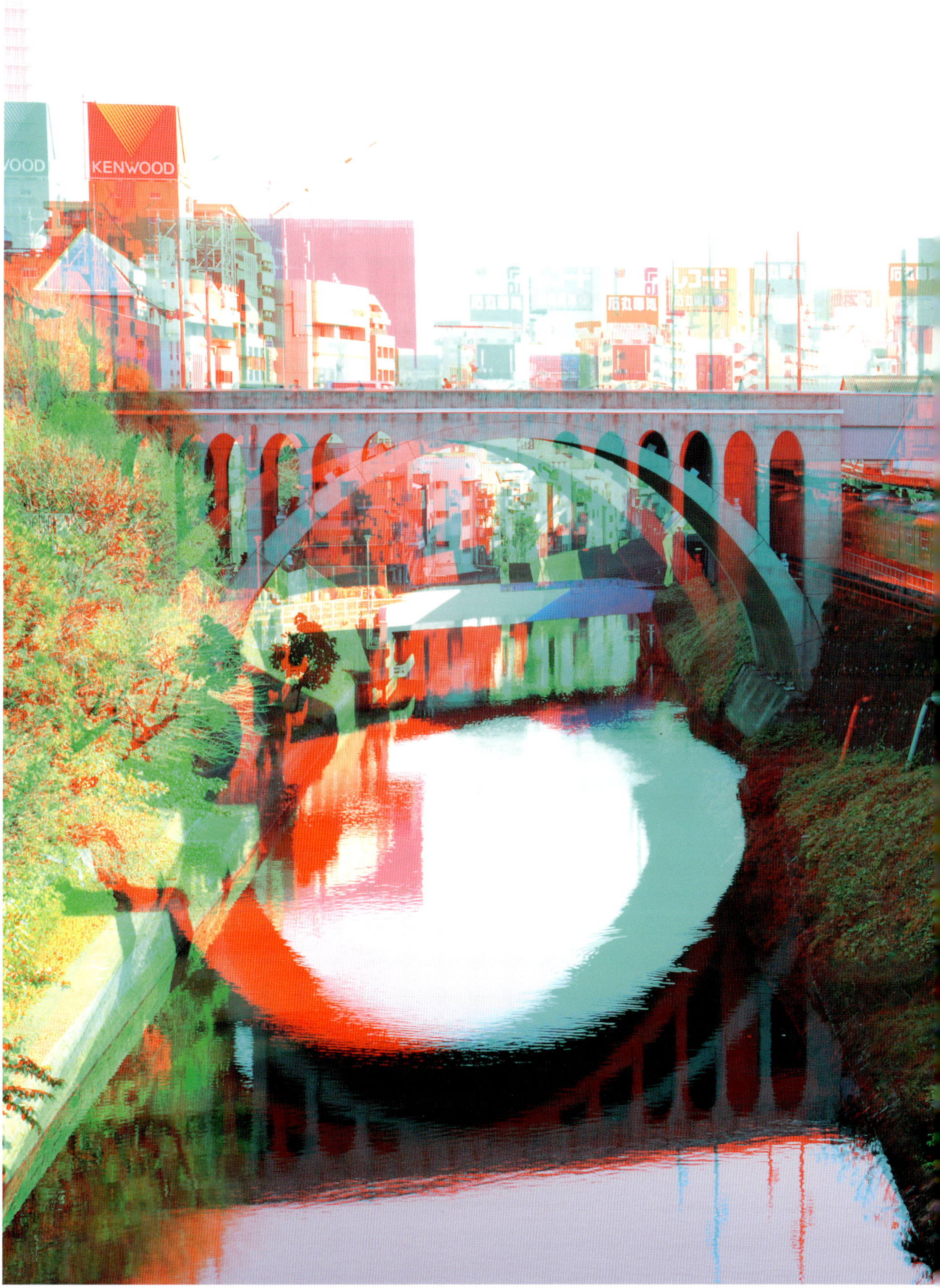
KENWOOD

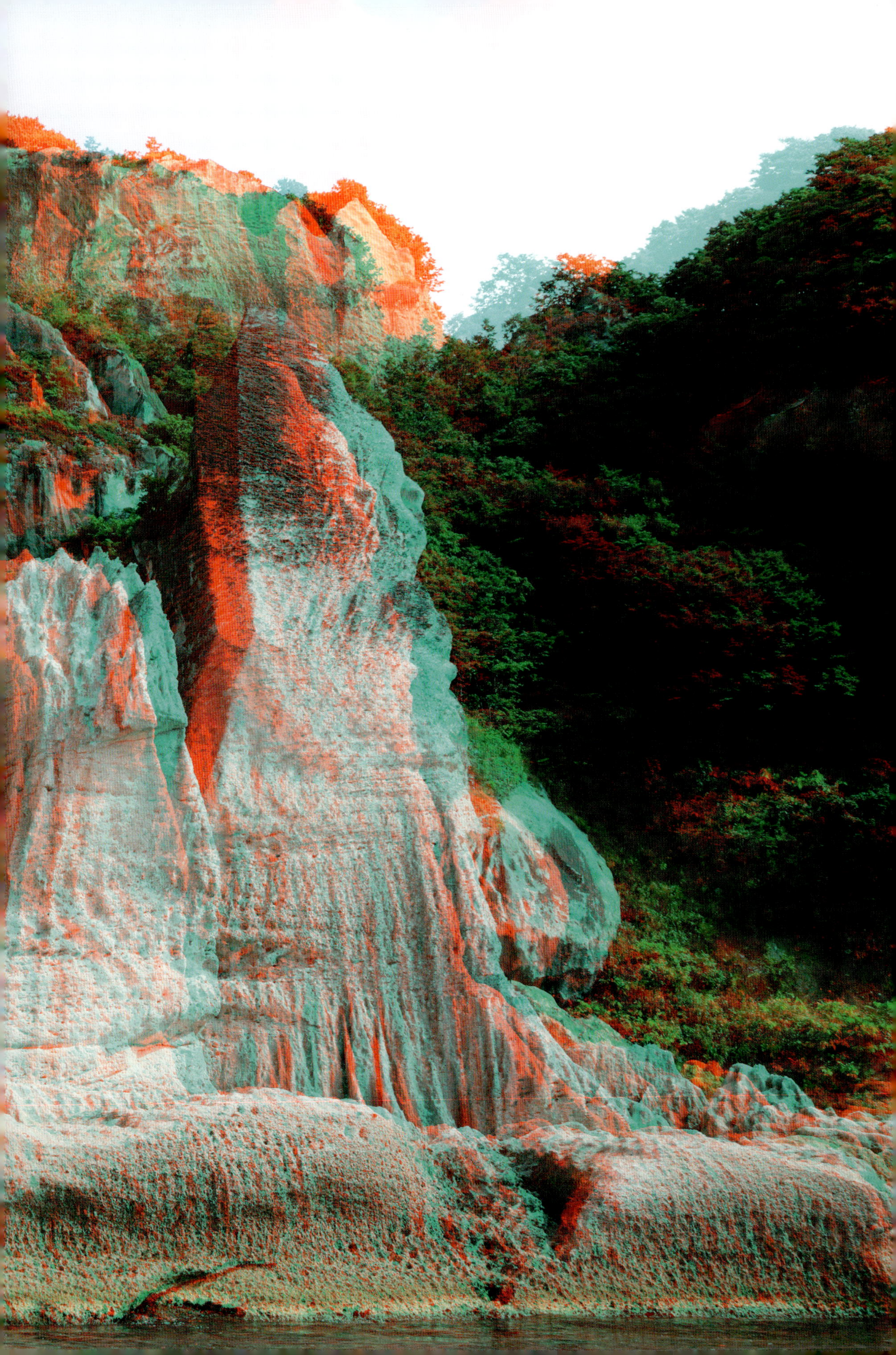

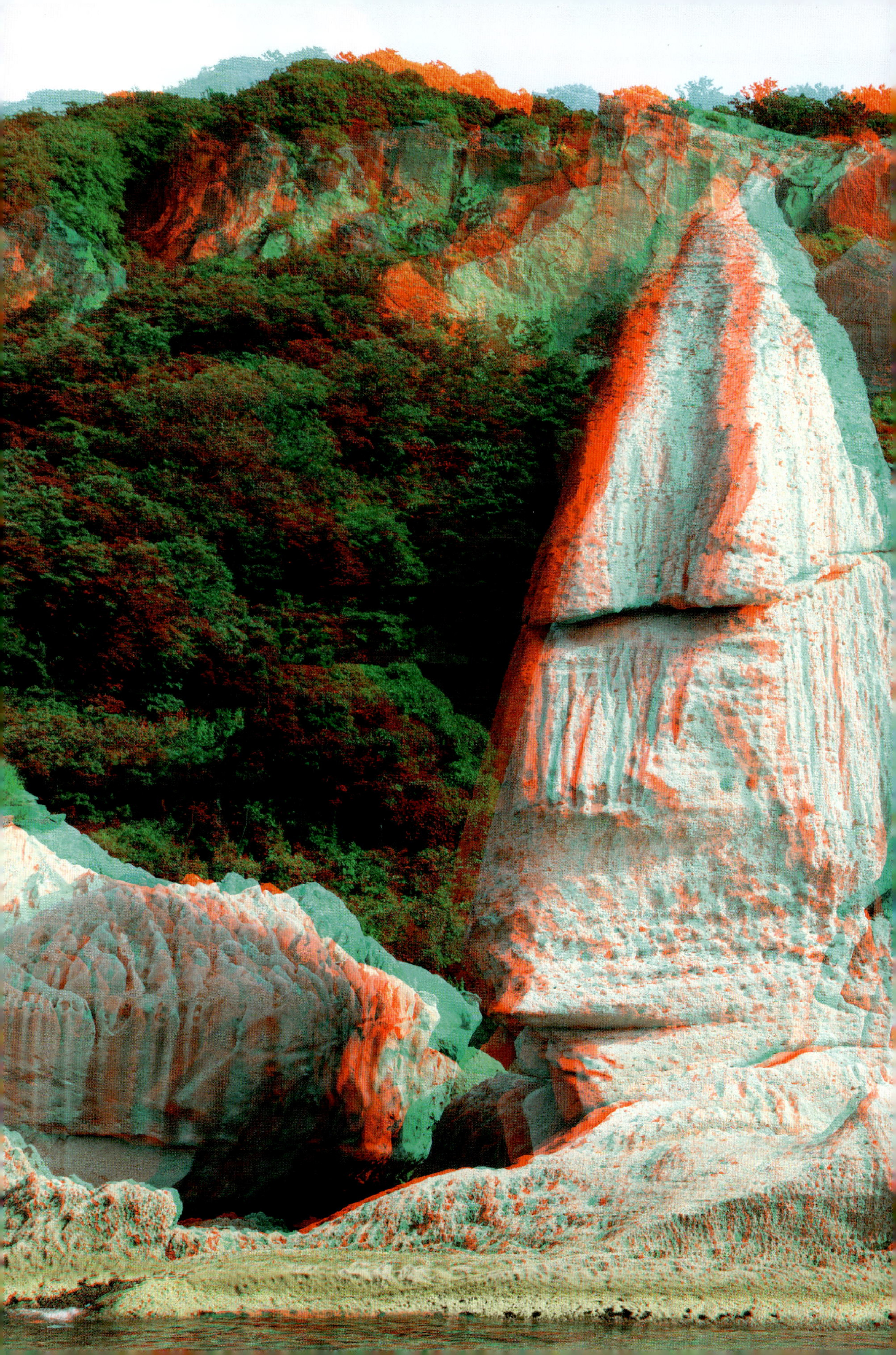

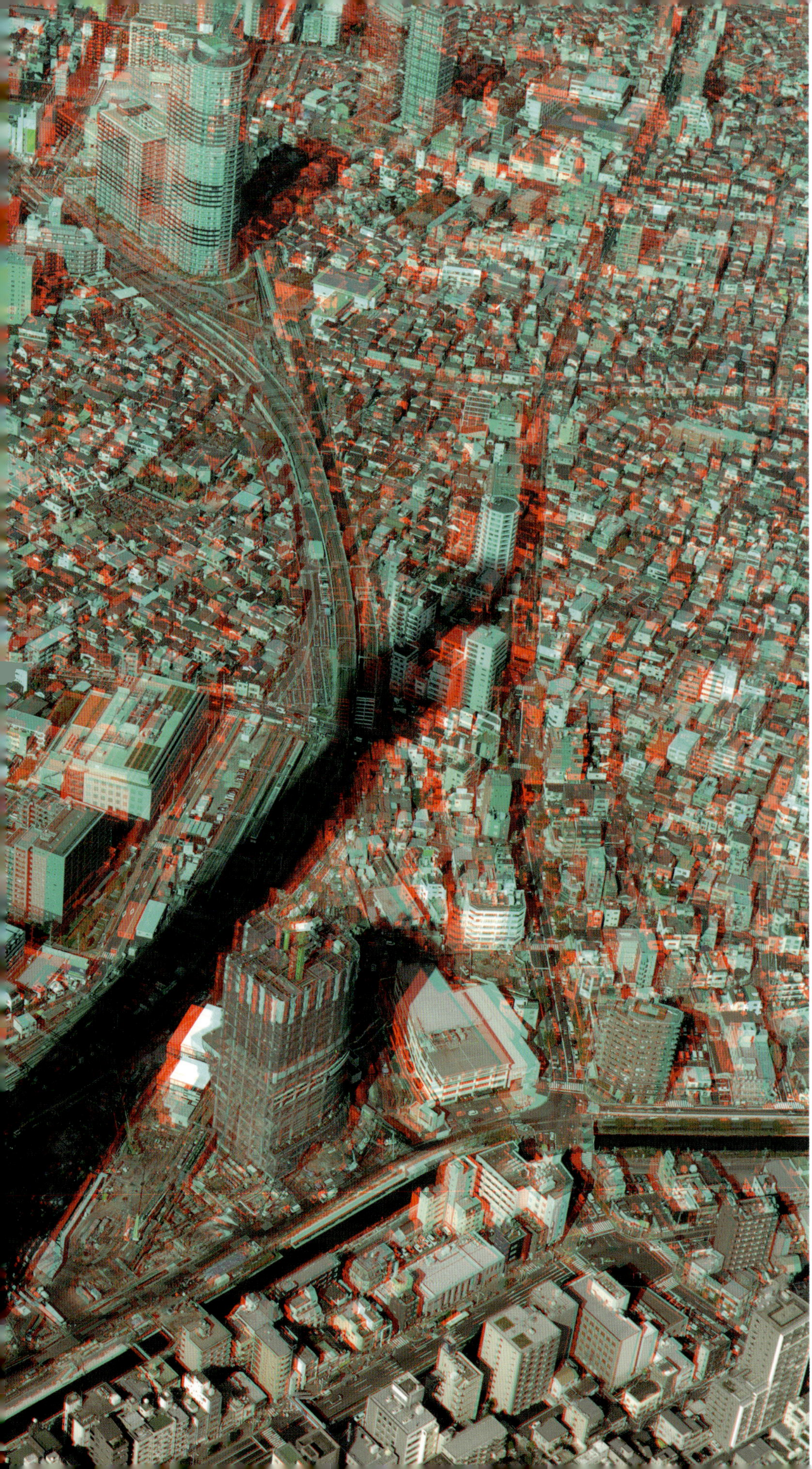

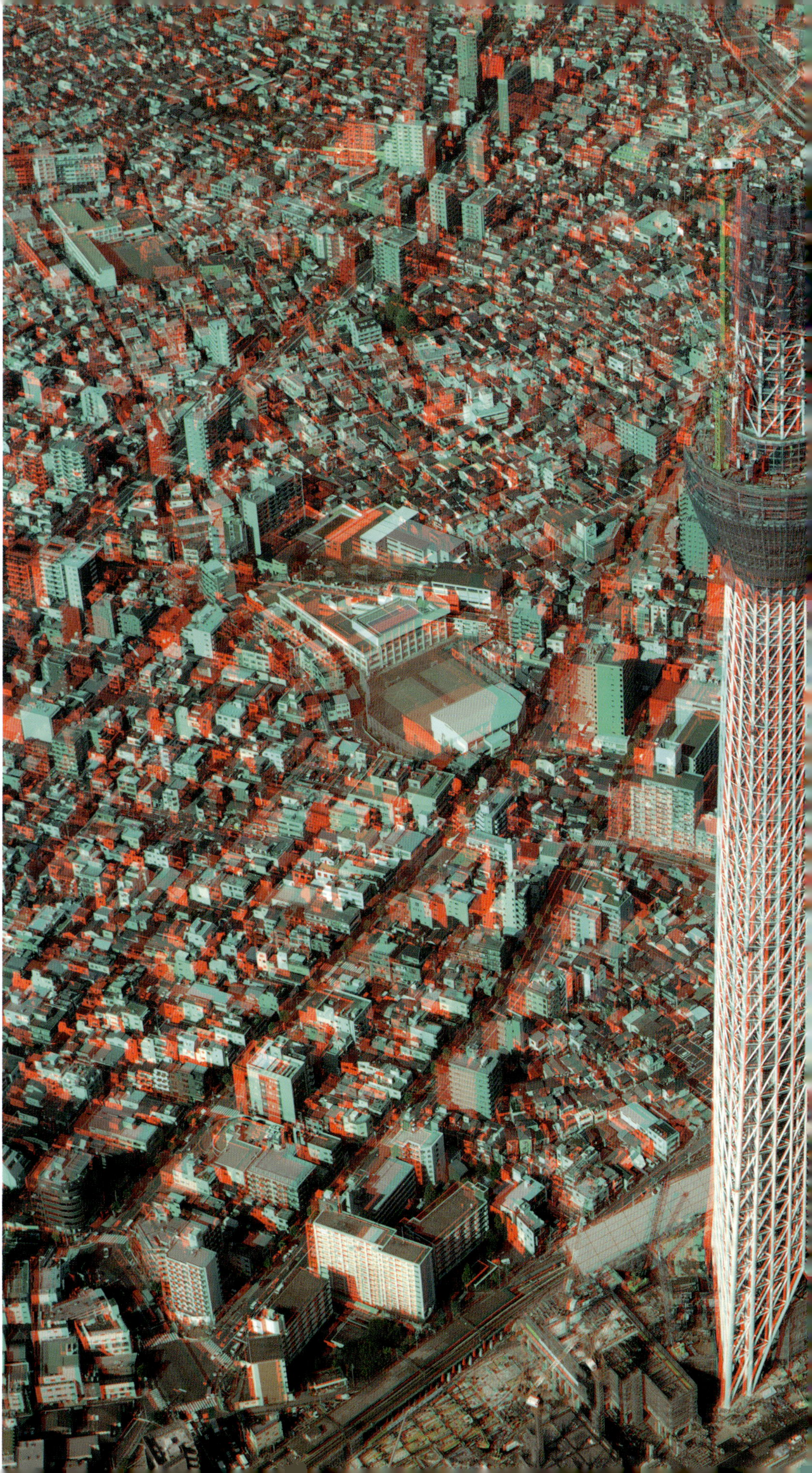

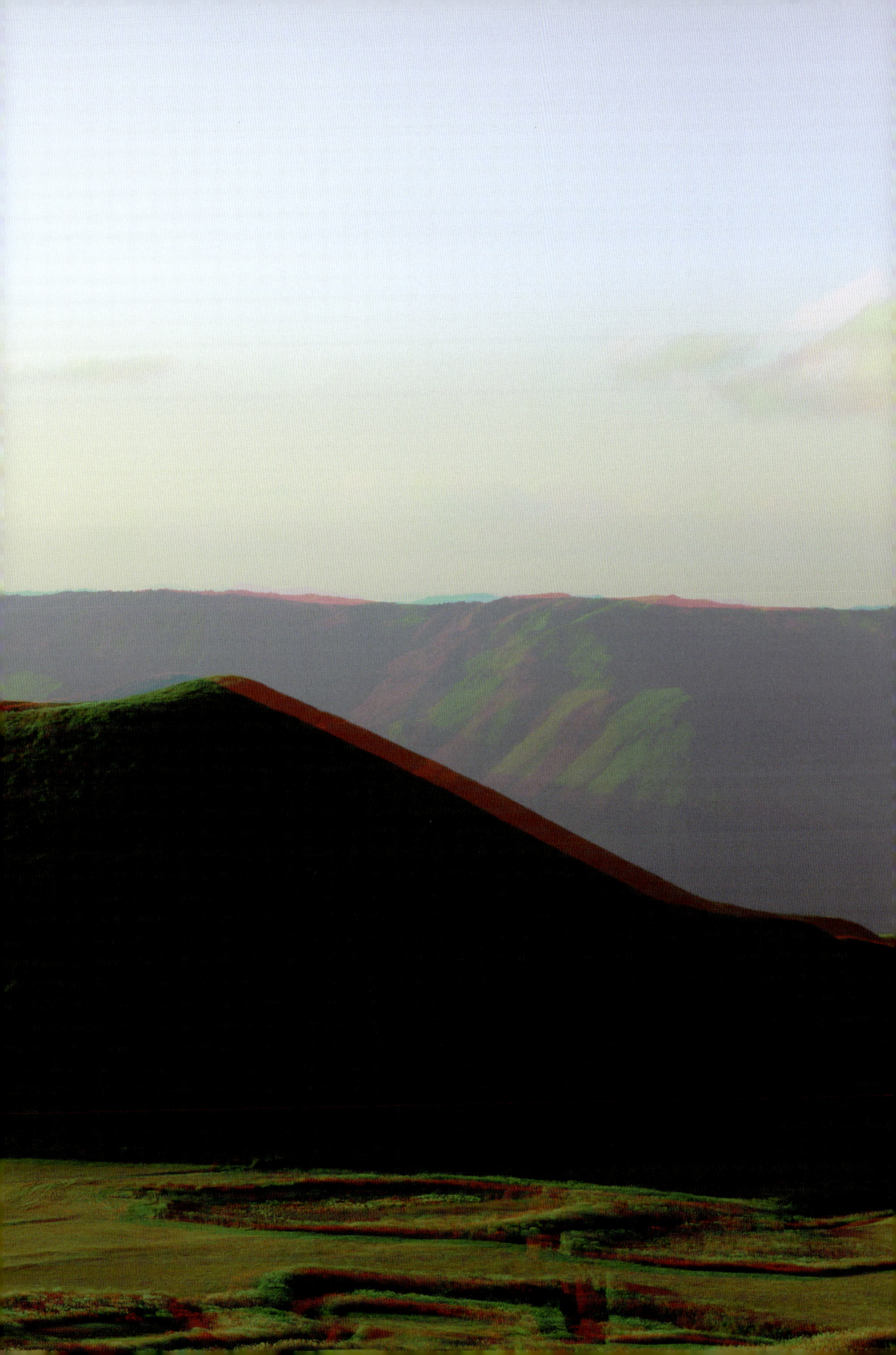

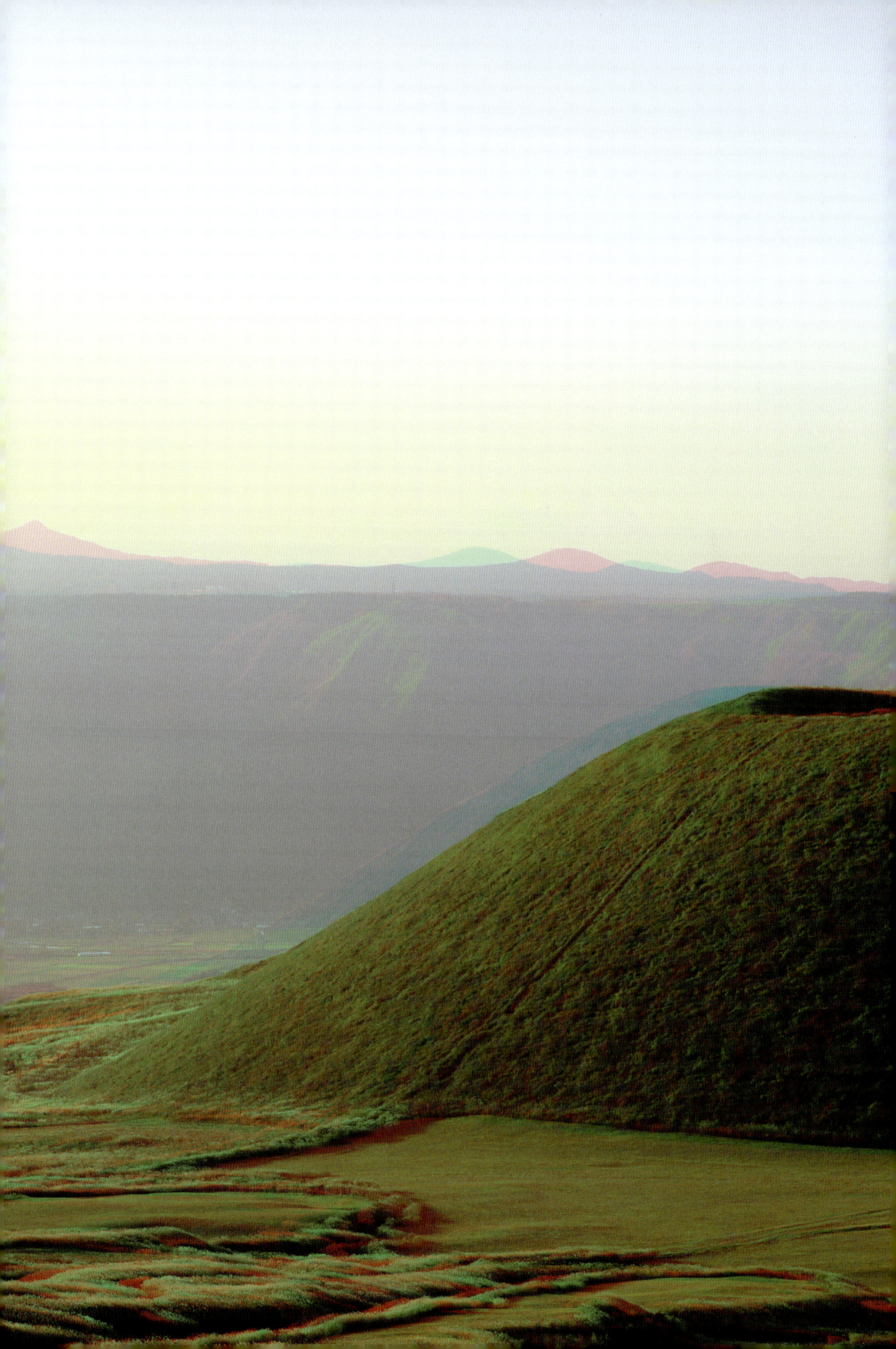

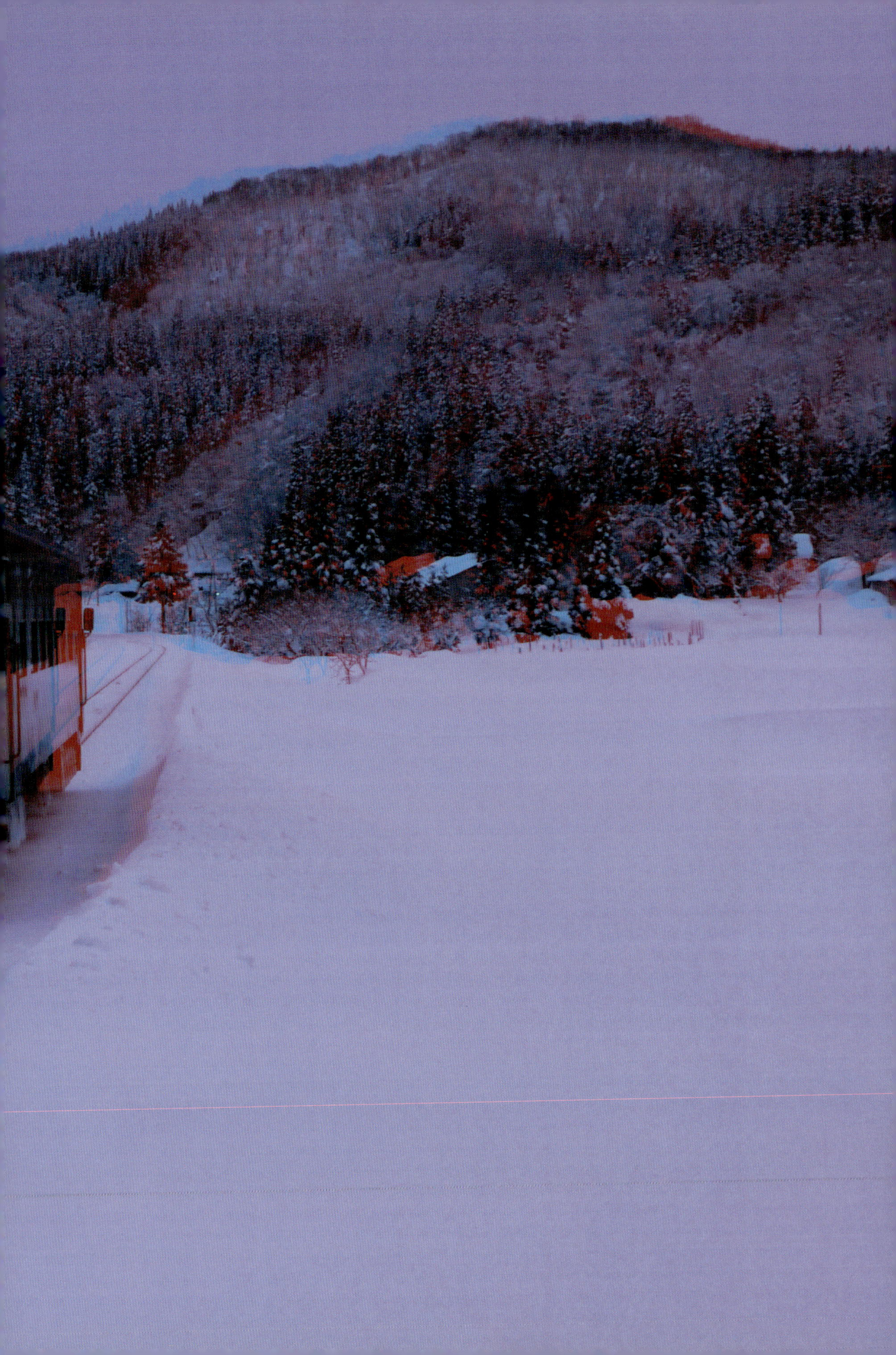

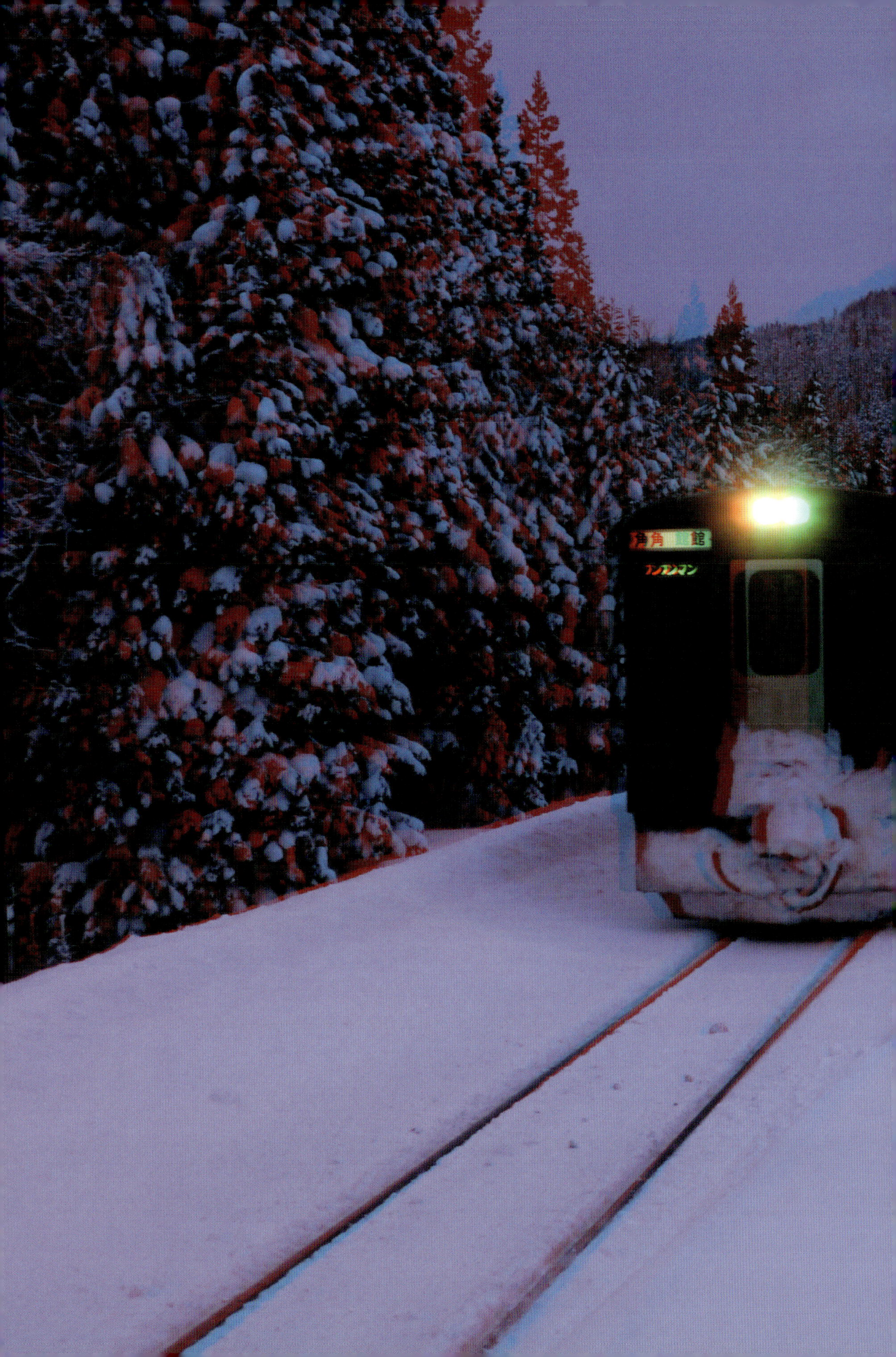

著者プロフィール

森岡清史

Kiyoshi Morioka

医学博士。吉祥寺森岡眼科院長。武蔵野市井之頭小学校医。
浜松医科大学医学部卒業後、東京大学大学院医学系研究科にて網膜色素上皮細胞の研究（微細形態）に従事。東京大学大学院を修了後、医学博士を授与。日本眼科学会眼科専門医に認定される。
東京医科大学眼科勤務、田無第一病院眼科医長を経て、吉祥寺森岡眼科を開設。1998年からは全国でも数少ない眼精疲労治療室を併設した。
眼精疲労の専門的治療にあたり、各種メディアにも数多く登場している。
著書に『目を温めると身体が自然によみがえる！』（サンクチュアリ出版）、『1日3回ツボを押すだけで目はすぐによくなる！』（KADOKAWA）、『目は10秒でもっとよくなる！』（自由国民社）など多数。

写真提供

関谷隆司

Takashi Sekitani

立体写真／立体映像作家。1963年生まれ、大阪出身。
ステレオクラブ東京会員。株式会社ステレオアイ代表。
電気メーカーのエンジニアとして10年勤めた後、独立して映像制作の道に進む。ステレオ3D映像に精通し、立体写真 / 立体映像を用いた企画から、撮影、編集、展示までを手がける。最近は360度映像、3DVR映像、3Dドローン映像にも注力している。

撮影技法紹介および関連商品の販売
www.stereoeye.jp

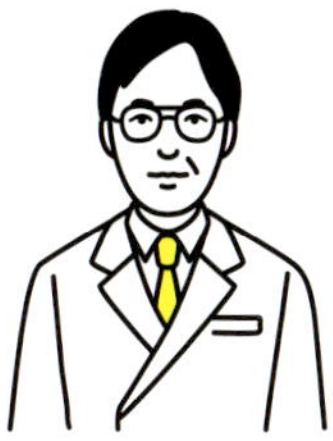

あとがき

私たちの生活は便利になりました。

いつどんなときでも、好きな情報を簡単に手に入れられるようになり、もはや知識や経験、地域などの格差がなくなりつつあります。

しかし情報が豊かになった分だけ、私たちの目は酷使されるようになりました。

だれもがみんな、起きてから眠るまで、こんなにも至近距離で、なにかを見つめているのです。

目にとって歴史上、これほど過酷な状況はありません。

「スクリーンを見る平均時間」が増えるにつれ、子供は近視がすすみ、大人は老眼が早まっています。

それだけではなく、なかなか休ませてもらえない目がもたらす、「なんとなく不快感」も、私たちの生活にどんどん入り込んでいます。

眼精疲労、つまり目の筋肉の過度の緊張によって「つねに興奮状態」になり、多くの人の自律神経が乱され続けているのです。

ベッドに入っても、覚醒状態は続いたまま。

なかなか眠れなかったり、眠りが浅く、疲れが取れなかったりする人は、もしかしたら〝目〟に原因があるのかもしれません。

寝具をかえても、食べ物を改善しても、目の筋肉の緊張をとかない限り「本当の休息」は得られないからです。

昔であればときどき、遠くを見るなどして、目をリラックスさせることができました。

でも現代は「遠く」と呼べる場所がなかなか見つかりません。

もちろん山の上や、タワーマンションに住んでいる人などは、ときどき窓の外を眺める習慣を持つことで、目の筋肉を休ませることができるかもしれません。しかしたいていの人のいる場所は、壁に囲まれていたり、窓の外がすぐ隣家だったりして、目の焦点はずっと、「近距離」に合わせっぱなしなのです。

それは都市生活者にとっては仕方がないこと。

そう、半ば諦めていたのですが、私は幸運にも〝アナグリフ〟いう立体映像技術と出合うことができました。

赤青シートを使ったこの〝アナグリフ〟は、古くからあるものですが、昔の撮影方法や印刷技術では、目に良いと言えるほどの、遠近感が得られなかったでしょう。

それが現代の発達した撮影方法と印刷技術によって、まるで本当の「遠く」を見ているような、高精細な「立体視」を実現することができました。

目の筋肉と言われる毛様体筋は、他の部位の筋肉のように、その働きのすべてが解明されているわけではありません。

これからますます大量の情報にさらされ、毛様体筋が一体どこまで我慢してくれるのか、いまだ未知の領域なのです。

いつか毛様体筋の限界がくるかもしれない。

その前に、毛様体筋を自分の意思でコントロールできるようにすること。

それが、眼科医としての私の緊急課題です。

超音波治療機器であるアイパワードクタービジョン®など、新しい治療法を模索しながら、これからも眼精疲労の専門医として、視力回復の学校医として、みなさんの目を守る活動を続けていきたいと思います。

最後になりますが、新しい毛様体筋トレーニングの第一歩となる、卓越した高精細アナグリフ写真を提供してくださったステレオアイの関谷隆司様、本書の出版にご尽力くださったサンクチュアリ出版のみなさま、そしてなによりも、この本を手に取ってくださった読者のみなさまに心より感謝申し上げます。ありがとうございました。

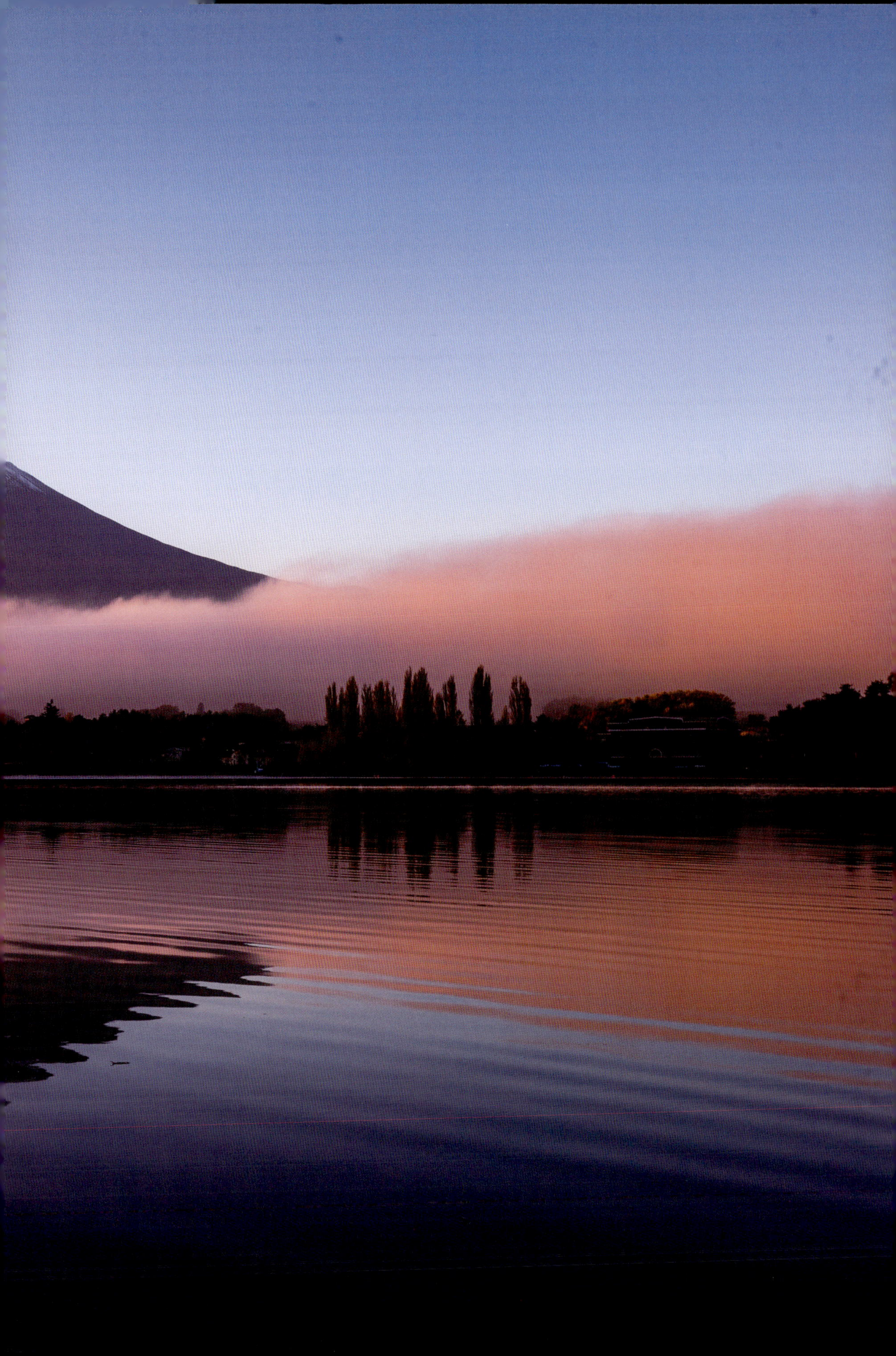

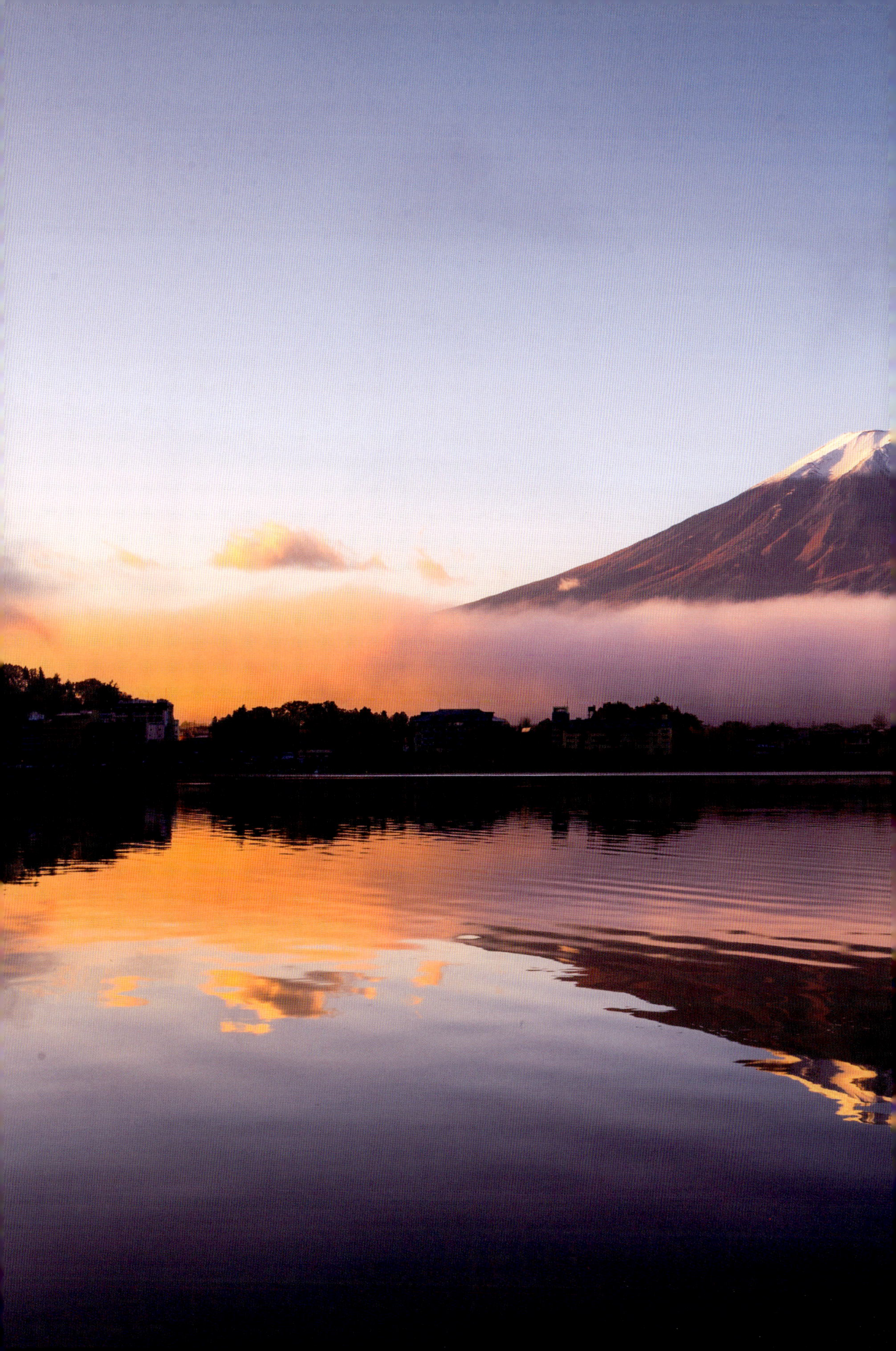

きれいな景色ですね。
これは、みなさんの「目」が見せてくれているんですよ。
これからも美しいものをたくさん見ましょう。
目と人生を大切に。

眼科医　森岡清史

見える力がよみがえる 立体 遠近トレーニング
2018年12月15日 初版発行

著者　　　　森岡清史

写真提供　　関谷隆司（株式会社ステレオアイ 代表）

装画／似顔絵　どいせな
挿絵　　　　すずきみほ
あとがき写真　iStock.com/mantaphoto
（P92～P93）
デザイン　　井上新八
営業　　　　市川聡／石川亮（サンクチュアリ出版）
広報　　　　岩田梨恵子／南澤香織（サンクチュアリ出版）
編集　　　　橋本圭右（サンクチュアリ出版）

発行者　　鶴巻謙介
発行所　　サンクチュアリ出版
〒113-0023 東京都 文京区 向丘 2-14-9
TEL03-5834-2507 FAX03-5834-2508
https://www.sanctuarybooks.jp
info@sanctuarybooks.jp

印刷・製本　株式会社光邦
©Text/Kiyoshi Morioka Photo/Takashi Sekitani 2018.PRINTED IN JAPAN
※本書の内容を無断で複写・複製・転載・データ配信することを禁じます。
落丁本・乱丁本は送料小社負担にてお取り替えいたします。